快腸！絕好腸！驚人快便力

快腸！絶好腸！快便力

松生恒夫 著
方冠婷 譯

推薦序

「快便腸道」是不生病的關鍵

一九〇八年諾貝爾獎得主，蘇聯細菌學家梅奇尼可夫（Elie Metchnhnikoff）開啟了近代腸道健康的研究，被稱為乳酸菌之父。他曾講了一句名言：

人類的死亡從大腸開始

Death begins in the colon.。

便秘腸道壞菌多，導致百病叢生

的確，健康要從「腸」計議，腸道健康與人體健康息息相關。許多疾病是腸道菌叢的失衡所導致，長期飲食錯誤使腸道原生有益菌如雙叉桿菌（bifidobacteria）、乳酸菌（lactic acid bacteria）消失殆盡，而腐敗菌大量增生。

一九八〇年代東京大學微生物系光岡知足教授研究發現，腐敗菌會產生許多毒素：氨、硫化氫、引朵（indol）、靛甘（indicant）、腐肉素（putrescine）、屍毒素（cadaverine）、神經鹼（neurine）等，這些毒素會造成「慢性自我中毒」，是「腸漏症候群」（leaky gut syndrome）的原因，會進一步產生許多疾病。

《驚人快便力》這本書深入淺出、直接了當地告訴讀者如何快速促進腸道健康，非常值得大家一讀。

中國附醫外科部副主任

前台中榮總大腸直腸外科主任

王輝明

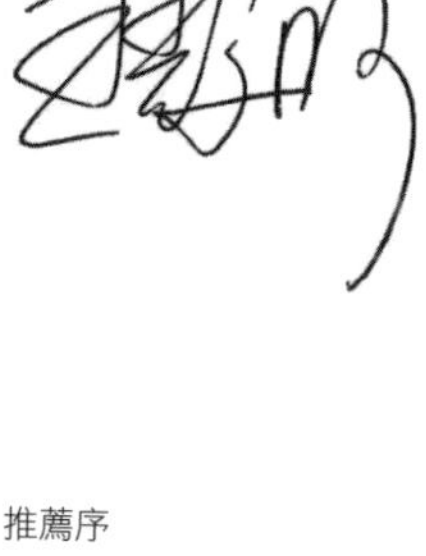

前言

獨門「便秘療法」，最快一天就有感！

用對方法，一天就能消除便秘

「真想一天就治好便秘！好想上出像香蕉那樣『咕溜』滑出來的便便、好想消除肚子總是脹脹的感覺、好想感受到便意……。」為便秘而苦惱的人是不是都有過這些想法呢？但應該也有很多人覺得：

「本身就是便秘體質，做什麼都沒有用。」

「我已經試過好多種方法了，一點效果都沒有！」

但是，**沒有任何人一生下來就會便秘**。事實上，嬰兒的腸道裡有豐富的比菲德氏菌，這種好菌可以使人不會拉肚子也不會便秘。

人無法排便，老舊廢物會堆積在身體裡，使腸道阻塞，甚至導致死亡。腸道在我們睡覺時也持續運作，將食物的殘渣運送到肛門，**排便是人體重要的生理活動，不會輕易演變成重度便秘。**

曾經有位二十多歲的女性來看便秘專科門診，她說自己「這陣子一週只排便兩次，次數越來越少」。

詳細問診後發現，這位女性因為減肥，每天都沒有吃早餐。因此我請她立刻**改掉不吃早餐的習慣，而且早餐一定要吃「香蕉與優格」。然後用麵包沾一匙橄欖油一起吃，**便秘當天就解除了。

還有一位六十幾歲的男性，我請他一天走路二十分鐘，並按摩腸道。他的長期便秘，也是一天就解除了。這位男性原本是容易拉肚子的體質，但是「退休後突然變得容易便秘」，主要的原因就在於「運動不足」。

其實腸道與胃一樣，是非常敏感的器官，飲食、運動、壓力等，只要生活習慣有些微變化，都會影響它的運作。例如「出外旅行無法排便」，即展現腸道的敏感特質。只要了解原理後進行治療，就會有令人出乎意料的效果。

理解「便秘是由細微的小事引起」，仔細找出到底是什麼原因引發了便秘，並且思考該如何去除這些原因，便能改善排便狀況。

有些人持續便秘一年以上且習慣服用瀉藥，但本書將詳細說明，**瀉藥雖能幫助排便，卻也會使腸道運作不良，造成身體無法自然排便。**然而若真的有這些狀況，也不可輕言放棄。只要持續治療，慢慢減少瀉藥的劑量，就能找回身體本有的排便力。

書中將逐一介紹對便秘病患有實際療效的方法。**不管是輕微或重度便秘患者，都能重拾腸道健康，排出「像香蕉一樣的便便」。**

腸道可怕的黑斑，催生「便秘專科門診」

我想先說明一下，為何要寫一本適合所有人閱讀的便秘專書。我目前在東京開設個人診所，一週大約有四次的「便秘專科門診」，許多重度便秘患者遠道而來，掛號預約一位難求。

之所以會開設便秘專科門診，與「大腸內視鏡」有關。我的醫學專業原本是診治大腸癌、大腸息肉等疾病，大腸內視鏡是診治這類疾病不可或缺的工具，因此我每天都用內視鏡診查病患的腸道。在橫濱的松島診所，檢查過上萬名患者的腸道。

大腸內視鏡是一種高性能的小型攝影機，可以置入腸道，以放大一百倍的影像診查患部——這是直接診查腸道狀態的唯一方法。

病患會進行大腸內視鏡檢查，多數是因為便秘或拉肚子。其中為了便秘做檢查的病例特別多，很多人擔心自己罹患大腸癌，讓我有許多直接觀察便秘腸道的機會。

做大腸內視鏡檢查之前，要吃瀉藥將腸道完全清空，再放入攝影機。大腸是一個不可思議的器官，它與其他臟器不同，不容易隨著年紀變大產生變化。健康的腸壁呈現漂亮的粉紅色、充滿活力，會規律地蠕動。

腸道是透過自律神經運作，無法以意識操控。當腸道內沒有食物的時候，人類肉眼看不到的食物殘渣，也會不斷往肛門推進。

腸道全長七～九公尺，運作方向不會中途逆轉，即使人在睡覺時也持續運作。正

常的腸道不管裡面有多長的糞便堆積，糞便也不會逆流。晚上吃下的食物，到早上已經完全消化，此即腸道運作的結果。

患者接受大腸內視鏡檢查後，經常會發現令人震驚的事。有嚴重便秘的患者，腸道蠕動狀況非常糟糕。檢查時要仔細查看乙狀結腸，它距離肛門口三十五～四十公分深，因此必須緩慢少量地分次灌入空氣，一邊擴展觀測視野，一邊插入內視鏡。

這個時候腸道健康的人，會感覺「好像快要排便了」。然而長年服用瀉藥的重度便秘患者，卻完全無法產生便意，即使有感覺到也非常輕微。

大部分長期吃瀉藥的患者，腸道內會有許多「大腸黑變病」的黑褐色斑點。這是服用蒽醌類瀉藥產生的副作用。瀉藥的成分經過代謝，在腸道內產生黑色素沉澱。**有頑固便秘的人連續服用瀉藥，又因為瀉藥的副作用，使腸道健康更加惡化。**

市售很多瀉藥都是蒽醌類瀉藥，醫生也經常作為醫療用藥。關於它的副作用，教科書上都有記載。但是第一次親眼看到大腸黑變病時，我還是受到很大的衝擊。

從二十五年前開始實行「松生式便秘治療法」

以前我對便秘求診的病患，常常沒做任何檢查，就開立瀉藥處方。但是診查過越來越多大腸黑變病的患者後，我無法對他們的痛苦視而不見，於是在問診時盡力傾聽患者的感受、做內視鏡檢查，**發現他們的腸道運作惡化、感覺遲鈍、出現黑斑等。**

「不能再這樣下去！一定要為患者找出不依賴瀉藥的便秘療法。」

所以在二十五年前（一九八九年），我開始實行現在的治療方法。

我首先採用「中藥」治療便秘，多數人的便秘都能獲得改善，之後還摸索出各式各樣不必仰賴瀉藥的治療方法，也得到豐碩的成果。

在分析便秘成因時，我發現**除了偏頗的飲食、運動不足會造成便秘，還有忍便、精神壓力、飲食障礙、潛在性憂鬱症等各種成因。**它們在採取便秘對策時，可以作為治療方法的主幹。為了能照顧到更多便秘患者，我在二〇〇四年個人診所開業後不久，就開設「便秘專科門診」。

相信腸道自癒力，重度便秘也能自救改善

我為什麼會以書籍的形式，介紹「便秘專科門診」的內容。第一是因為以我長年的診療經驗來看，不管多嚴重的病例，我都相信只要耐心治療，便秘一定能治好。

再者，根據過去的經驗，**不管患者是否為重度便秘，只要採取正確的治療方式，多數患者都能靠自己的力量治好便秘。**

我雖然身為一名醫師，但如果將患者比喻為運動員，那我不過是陪在患者身邊，負責引導與加油的貼身教練。**人的腸道具有自癒力，只要用對方法，絕對能找回排便力。**我作為各位的貼身教練，接下來也會一直陪著大家改善便秘，請跟我一起展開行動吧！

松生診所院長　**松生恒夫**

目錄 Contents

第2章 八種便秘成因，就是腸道暢通的解藥

第3章 強化「快便力」，為自己的健康把關！

第4章 從零到一百歲，各年齡層的便秘對策

第5章　松生式「瀉藥戒除法」，便秘超過二十年也有救！

第8章 溫和促進排便的「便秘漢方治療」

第9章 馬上消除壓力的「快便腸道」養成法

第10章 松生式腸道運動，超強便秘療法！

第 1 章

便秘需要治療嗎？「便秘體質」自我檢測

輕鬆勾選檢測表，
用醫生的看診方法檢視腸道健康

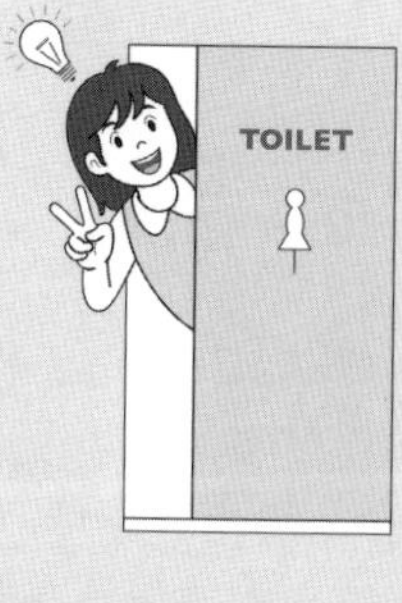

大家覺得什麼樣的便秘，才需要接受治療呢？

相信每個人或多或少都有過便秘的經驗，但是平常不會便秘的人，只是一天無法排便，就會覺得「要想想辦法才行」。相反的，經常便秘的人即使一週都沒有排便，可能會認為「沒什麼大不了」而不太在意。

事實上是否需要接受便秘治療，不能單由「排便的次數」來判斷。還必須將其他條件納入考量，包括排出糞便的形狀、排便後的症狀、平時腹部的狀態等等。

因此在第一章首先要為各位說明，什麼樣的便秘是不需要特別採取對策的「無害便秘」，以及如何判斷自己便秘的情況。

檢測你的「快便力」，別讓身體累積毒素

解便不乾淨，會拖垮全身健康

便秘可分為兩種，一種是因為出門旅行等原因無法排便，只持續一兩天的急性便秘；另一種是經常性便秘，肚子總是覺得不乾淨，而且這種狀況已經持續好一陣子的慢性便秘。

急性便秘只要回復正常的生活就能獲得改善，可以說是一種「無害便秘」。但是如果經常覺得「肚子脹脹的、排便後還是覺得不清爽」，代表慢性便秘的可能性相當高，需要特別注意。

如果不徹底改變生活習慣，不僅便秘的狀況會繼續惡化，累積在體內的毒素更會對全身造成不良影響。

拉肚子、一週只排便一次，都是排便障礙

醫學界未對「幾天沒有排便是便秘」有明確定義。一般來說，**一週只排便一次，或是有「上不太出來、肚子脹脹的」而覺得痛苦的話，就可以算是便秘。**

分辨「無害便秘」與「慢性便秘」，要先確認排便次數和糞便的形狀等，請做後面的檢測表確認。

排便時如果有出血狀況，很可能是體內有大腸癌、大腸息肉，或是有其他消化器官疾病。如果出現這種狀況，必須盡快接受大腸內視鏡檢查。

另外，若有拉肚子的狀況，也要特別注意。有人認為拉肚子與便秘是相反的情況，但事實上並非如此。**拉肚子也是一種排便障礙，當它變成慢性症狀時，由於排出過多體內水分及營養素，身體會出現倦怠等症狀。**所以有拉肚子的情形，也請到消化器官內科進行診斷。

✓【快便力】排便次數檢測表

❶ 一天五次以上	☐
❷ 一天三次以上（三餐後）	☐
❸ 一天一～三次	☐
❹ 兩天一次	☐
❺ 一週二～三次	☐
❻ 一週一次或一次以下	☐

分析結果 ▶▶

勾選 ❶

▶▶ **有拉肚子傾向**

勾選 ❷～❺

▶▶ **正常**

勾選 ❻

▶▶ **有便秘傾向**

✓【快便力】糞便狀態檢測表

❶ 像小石頭或果實的顆粒狀糞便（有排便困難）	□
❷ 堅硬結成塊狀、連在一起的香腸狀糞便	□
❸ 表面有裂紋的香腸狀糞便	□
❹ 平滑柔軟的香腸狀糞便、蛇狀糞便	□
❺ 看得到裡面有小結塊的軟便	□
❻ 泥狀軟爛不成形的糞便	□
❼ 非固體、像水一樣的糞便	□

分析結果 ▸▸

勾選 ❶、❷

▸▸ **有便秘傾向**

勾選 ❸～❺

▸▸ **排便正常**

勾選 ❻、❼

▸▸ **有拉肚子傾向**

✓【腸道健康】糞便顏色檢測表

❶ 黃色	☐
❷ 黃褐色	☐
❸ 紅色	☐
❹ 黑色	☐

分析結果 ▸▸

勾選❶、❷

▸▸ **正常**

勾選❸

▸▸ **肛門及大腸可能有出血症狀**

勾選❹

▸▸ **食道、胃、十二指腸等器官可能有出血症狀**

經過前述問題初步確認，如果是「有便秘傾向」的人，請繼續做下頁檢測表，確認自己便秘的程度。除了檢測便秘程度，也有助於評估處理對策。

✓【排便障礙】便秘程度檢測表

❶ 不服用瀉藥，大約三～四次中只有一次能順利排便	☐
❷ 糞便一直都很硬	☐
❸ 一直無法順利排便的話，肚子會慢慢脹起來很痛苦	☐
❹ 平常不太活動身體、很少走路	☐
❺ 一天只進食一次或二次	☐
❻ 曾經發生「即使有便意還是忍耐不去排便」的情形	☐
❼ 開始服用瀉藥不滿一年	☐
❽ 無法自然產生便意	☐
❾ 不服用瀉藥就完全無法排便	☐
❿ 即使吃瀉藥，一週也只能排便一次	☐
⓫ 定期服用瀉藥一年以上、五年以下	☐
⓬ 放屁與以前相比明顯變臭很多	☐
⓭ 每天都服用瀉藥	☐
⓮ 服用瀉藥的劑量比正常的劑量多（即使並非每天）	☐
⓯ 服用瀉藥的劑量是正常的兩倍以上	☐
⓰ 與體力巔峰期相較，體重減少十公斤以上	☐
⓱ 定期服用瀉藥五年以上	☐

分析結果 ▶▶

勾選 ❶～❻ 任何一個項目或勾選兩項以上

▶▶ 輕度便秘

已經出現慢性便秘的症狀。即使有定期排便，還是經常覺得腹部膨脹與腸道不適，有時也需要依賴瀉藥。為了使便秘情況不再惡化，請立即重新檢視以飲食為主的各種生活習慣，進行改善。

勾選 ❼～❿ 任何一個項目或勾選兩項以上

▶▶ 中度便秘

已經很難自行排便，便秘症狀嚴重的時候，需要依賴瀉藥維持日常生活。為避免過度依賴瀉藥排便，請立即採取對策。

勾選 ⓫～⓮ 任何一個項目或勾選兩項以上

▶▶ 重度便秘

重度便秘患者，幾乎完全無法自然感受便意。這類型的人相當依賴瀉藥，想要恢復正常的腸道蠕動，需要一定的時間與耐心，必須積極改變生活習慣，戒除服用瀉藥的習慣。

勾選 ⓯～⓱ 任何一個項目或勾選兩項以上

▸▸ 瀉藥依賴症

每天都服用超過正常劑量的瀉藥，不吃瀉藥完全無法自行排便，即「瀉藥依賴症」。這樣的人或許已經因便秘或其他排泄問題，曾去醫院接受治療。

這類人有相當高的比率出現大腸色素沉澱。建議可以遵循醫生的指導，並一邊進行書中所介紹的方法，戒除依賴瀉藥的習慣。

只要不放棄治療，必定會有成果出現！

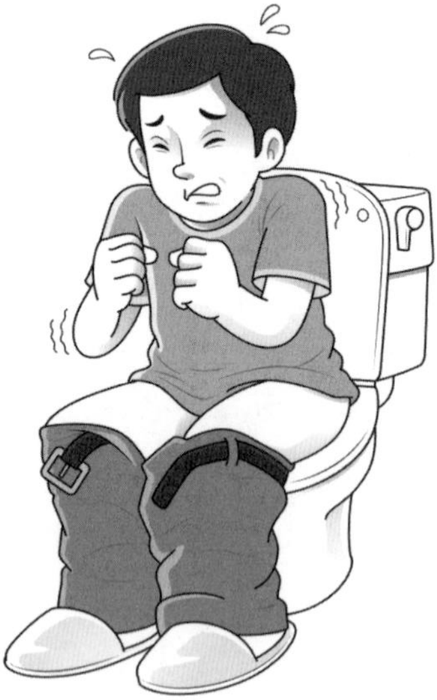

「侵蝕健康」才是便秘真正可怕的地方

一定要先做內視鏡檢查，排除疾病引起的便秘

本書延伸「便秘專科」的醫學知識，以自己就能進行的自我照護為主，介紹各種可以改善便秘的方法。但在實行之前，有一點需要特別留意：**消化器官中的息肉或癌細胞、潰瘍性大腸炎、貧血性大腸炎等腸道相關疾病，也可能是便秘原因。**

手術過後若出現急性便秘，或糞便顏色突然變成紅色、黑色，不管便秘的時間多長或程度如何，請立即接受大腸內視鏡檢查，確認是否有前述疾病。

沒有前述症狀的話，也建議大家先接受大腸內視鏡檢查，確認腸道沒有任何疾病，再進行本書介紹的自我照護方法。已經接受過大腸內視鏡檢查，腸道沒有異常狀況的人，則可直接執行本書的方法。

慢性便秘就是「健康異常」，必須徹底治療

做完檢測表後，有慢性便秘症狀的人，請立即進行接下來介紹的便秘對策。

便秘的人經常覺得「腹部很脹、即使排便還是感覺沒有排乾淨」，事實上，便秘真正恐怖的地方是會危害全身健康。為此我用心設計從根本治療便秘的方法，而這是大部分醫學教科書都沒有提及的。

為什麼便秘不能放著不管呢？因為排便是人類自然的生理現象。定時攝取飲食，正常的狀況下就會定期排便，這樣極為普通的自然現象，如果無法順利進行，身體就會感到痛苦。

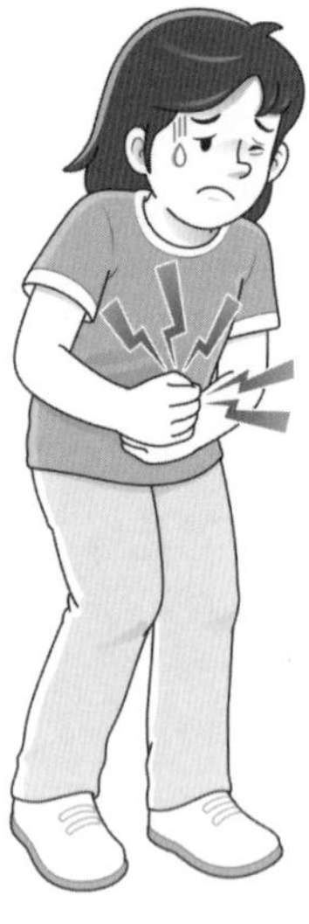

預防沉默的大腸癌，從「改善便秘」開始

人體四分之三毒素，都要靠糞便排出

腹部不適、覺得脹脹的或想排氣，如果只排出少量糞便，還是會覺得「腸道內殘留糞便」，怎麼樣都清爽不起來。如果排便不順的狀況持續下去，腹部會越來越難受，導致腸胃不適而變得沒有食慾。因為肚子脹脹的，晚上也無法熟睡，皮膚會變得乾燥、腫脹。便秘所引發的丙酮臭味，還會使身體發出酸臭味。

這些都是排便行為對人體事關重大的證據。糞便中不只有食物消化過後的殘渣及多餘的水分，還含有許多老舊廢物。

食物中所含的有害成分與體內生成的毒素，會變成老舊廢物抵達大腸。老舊廢物由食品添加物、食物殘留農藥及污染物等外來物質，以及食物殘渣（糞便原料）長時間滯留體內而產生，會變成糞便排出體外。

根據大森隆史醫生的研究，**水銀等有害金屬及有害化學物質、老舊廢物的綜合毒素中，大約七十五%會透過糞便排出體外。**剩餘的毒素約二十%透過尿液、二%透過毛髮排出。

便秘會引發可怕的大腸癌，以及各種不適症狀

持續便秘，表示身體持續堆積老舊廢物。老舊廢物不斷增加，使得血液循環不良，新陳代謝也會惡化。**以便秘為引信，身體會變得容易水腫、手腳冰冷、皮膚乾燥，並出現體臭。**

更恐怖的是，**便秘如果放著不管，罹患大腸癌的風險也會提高。**全球大腸癌患者近年來顯著增加，目前是癌症死亡人數中，男性第三名死因、女性第一名死因。

依據年齡層不同，有越來越多五十幾歲的人罹患大腸癌，而在醫療現場的醫生也指出，三、四十歲的年輕患者正逐漸增加。誘發大腸癌的原因，推測是動物性脂肪或乳製品攝取過多，以及運動不足所導致。

但便秘確實會以某種形式為身體帶來負面影響，間接引起大腸癌。為了吸收消化食物，肝臟會分泌一種稱為「次級膽酸」的消化液。**人在便秘的時候，次級膽酸的濃度會明顯變高，而醫界普遍認為這種膽酸是引發大腸癌的因素之一**。

另外，大腸癌經常發生在容易累積糞便的乙狀結腸及直腸裡（請見下頁圖）。我為了調查大腸癌與便秘的關聯性，對來就診的患者做過統計。令人驚訝的是，罹患大腸癌的患者當中，約有七十％產生癌細胞的部位，都集中在直腸與乙狀結腸。

綜上所述，從預防大腸癌的觀點來看，「便秘絕對要積極改善」。

編註：衛生署統計顯示，二〇〇七年台灣大腸癌新增個案突破一萬人，不但是所有癌症中第一個破萬的疾病，且發生率不斷攀升，現今每年約新增一萬人。另根據國民健康署資料顯示，台灣二〇一一年的大腸癌死亡人數已增至四千九百二十一人，高居所有癌症發生及死亡的第三名。

精密複雜的【腸道構造】

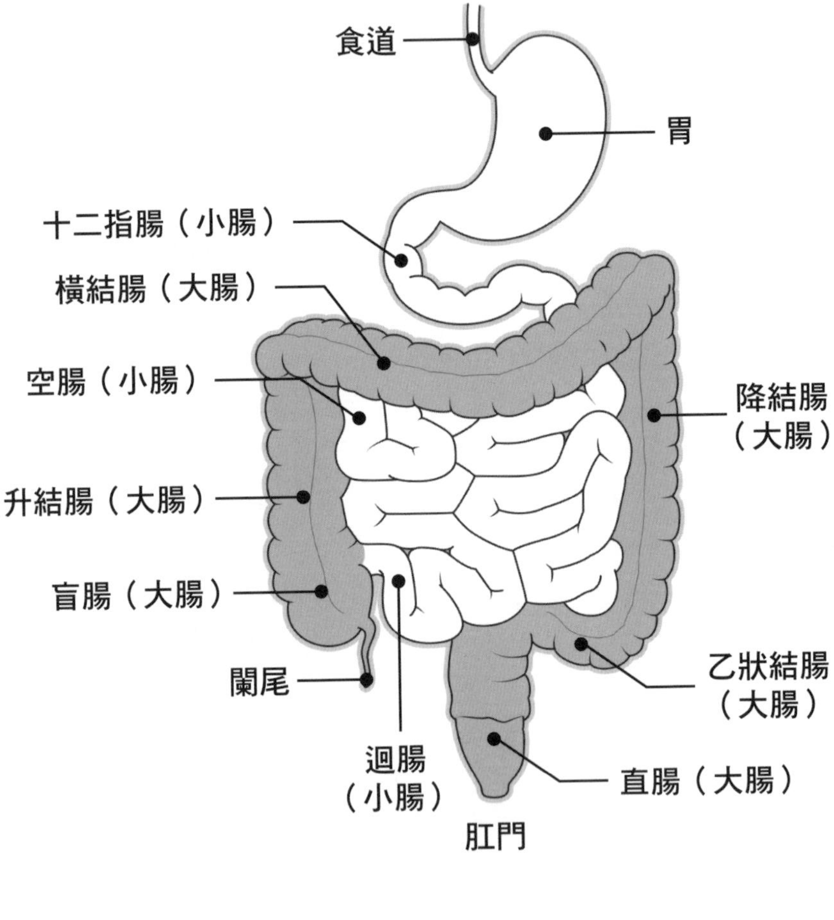
食道
胃
十二指腸（小腸）
橫結腸（大腸）
空腸（小腸）
降結腸
（大腸）
升結腸（大腸）
盲腸（大腸）
闌尾
乙狀結腸
（大腸）
迴腸
（小腸）
直腸（大腸）
肛門

第2章

八種便秘成因，就是腸道暢通的解藥

長期排便不順讓你忘了它是怎麼開始的嗎？
想有效治療便秘，必須從源頭下手

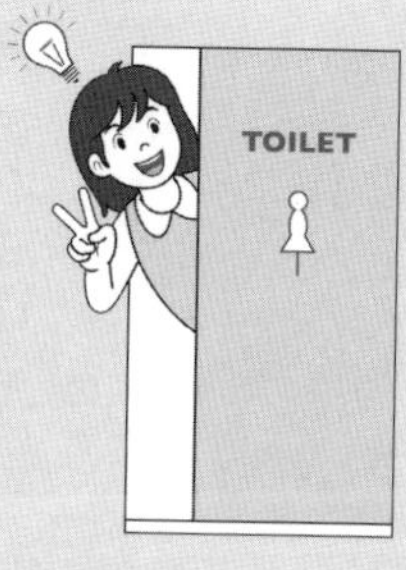

你記得自己是從什麼時候開始便秘的嗎？覺得肚子不舒服，並出現便秘不適症狀，是什麼時候的事？回頭想想，應該很多人記不起來了。

腸道的構造非常精密，所以生活中細微的小事就會影響它的運作。所有人都可能發生輕微便秘，而這就是慢性便秘的前兆。如果不設法消除輕微便秘，它就會在不知不覺中惡化，變成慢性重症。

為了不使便秘發展成重症，我們必須確實了解造成便秘的原因，改掉不健康的生活習慣。因此本章將具體介紹「便秘的成因」，了解原因後，就能依據不同情況對症下藥。

不要絕望，所有「便秘體質」都是後天養成的

「我本身就是容易便秘的體質嗎？」

「為何做什麼都沒用？」

一直以來我看過很多患者面帶沮喪進入診療室，我會對這些患者說：

「沒有任何一個人是一出生就便秘的。隨著年齡增長，出現便秘的機率也會增加，但除了罹患大腸癌和其他腸道疾病，或是動過腹部手術，使腸道運作變差等特殊情況，昨天還能正常排便的人，不可能今天就突然便秘。」

那麼，為什麼會變成需要治療的慢性便秘呢？如同一開始說過的，**慢性便秘初期都是從很輕微的症狀開始。**而在這些輕微症狀反覆發生的情況下，漸漸變成中度便秘、重度便秘、瀉藥依賴症，一步一步惡化下去。

想要產生便意，定時「吃飯」最重要

當食物進入口中，大腦接收到這項訊息後，就會向腸道及胃發出「開始運作」的指令。胃及腸道在沒有食物的狀態下開始蠕動，將消化道內殘存的氣體等往直腸運送，當食物進入腸道後，這項運動會瞬間加快，所以飯後才「容易產生便意」。

如果沒有吃飯，腸道運作的規律性遭到破壞，由於能排出的糞便量減少，會變得難以排便。更重要的是，**沒有食物進入體內，大腦便無法對胃及腸道發出「開始運作」的指令。**腸道蠕動不活潑，當然會造成便秘。

只是輕微便秘的時候，重新調整生活習慣，腸道很快就會找回原本的韻律。如果想著「只是肚子有點脹脹的而已」，然後繼續忍耐，並且習慣依賴瀉藥排便，身體就會完全變成「便秘體質」，腸道蠕動功能越來越差。突然想要「努力多吃一點」的時候，反而會覺得胃脹氣而吃不下。

偏食、壓力、忍便，讓你「只吃不排泄」

●濫用瀉藥排便，腸道會失去排便力

即使有正常進食，**可是膳食纖維及水分等攝取不足，導致糞便過硬，也會難以通過消化器官。腸道受涼或承受壓力時，運作狀況不佳，也是造成便秘的原因。**

所謂排便系統是將糞便的原料向直腸運送，直腸壁會延伸，當延伸到一定程度時會向腦部傳達刺激。透過這項機能，身體會產生「排便反射」，肛門的括約肌放鬆，就會開始排便。

如果因為瀉藥很容易解除便秘，而長年靠瀉藥排便，排泄機能會變得如何呢？由於是透過藥物勉強驅動腸道運作，長此以往，身體會變得難以產生排便反射。即使糞便的原料到達直腸，也會「感覺不到便意」無法排便。

從今天起，不要再「忍便」！

排便在某種程度下，能夠按照自己的意志忍耐。因為排便反射放鬆的是肛門內側的內肛門括約肌，內肛門括約肌是一種「不隨意肌」，無法隨自己的意識動作，而外側的肛門括約肌則是可以由大腦控制的隨意肌。

因此，到廁所做出排便姿勢以前，可以用自己的意識阻止排便。這是一項非常方便的身體結構，**但長期有便意卻忍便，身體就會對便意感覺遲鈍，造成排便困難。**詳細原因之後會再說明，可是要注意這在便秘初期也不過是「很輕微的症狀」。

不規律的生活作息及飲食習慣，會讓便秘症狀漸漸加重。不久以後就會因為「好幾天都上不出來很痛苦」，變得經常使用瀉藥，進而使腸道不能透過自己的力量蠕動、沒辦法自然產生便意，最後演變成重度便秘。

注意！有「高度便秘危機」的八種人

根據日本衛生署的國民健康報告，推測日本現今「因便秘感到苦惱的人數」大約有六百六十萬人。加上有些人不好意思回答「我有便秘」，或是對自身的便秘症狀沒有自覺，我認為實際便秘的人數應該還要乘以一・五倍，大約有一千萬人。

便秘的原因很多，可是我行醫二十幾年、看過這麼多病患後，發現幾種「特別容易便秘的類型」。

編註：根據中華民國旅遊醫學會所進行的「便秘問卷調查報告」指出，台灣約有三成的成年人患有不同程度的便秘症狀，即每三～四人中，就有一人有便秘困擾。中華民國兒童保護協會則根據戶政資料，推估台灣有高達七十八萬兒童出現便秘問題。

類型1 不吃早餐的人

年輕女性便秘大部分是因為「不吃早餐」。理由不只是「太忙了沒有時間吃」，也有很多人是「為了減肥而不吃早餐」——這就是便秘的大敵。

早上是一天當中腸道蠕動最活躍的時段，吃早餐能夠引起「大幅蠕動」。吃了早餐之後，很多人會馬上感受到便意，就是這個原因。所以吃早餐不只是為了攝取營養，想暢快排便就一定要吃早餐。

多吃「膳食纖維」，排便順暢沒煩惱

有的人「即使吃了早餐，也很難排便」，部分是因為「壓力導致腸道緊張」，或是其他因素造成便秘，但也可能是飲食內容出了問題。

腸道為了製造出糞便原料，攝取能使糞便乾燥的膳食纖維及水分是必要的。**「只喝咖啡」或「只喝優酪乳」這樣偏頗的飲食習慣，會讓糞便無法變乾燥而造成便秘。**

日本衛生署建議，為維持健康的生活，**成年女性最好一天攝取二十～二十一克膳食纖維，男性是二十六～二十七克。**

但實際現況是，日本人的膳食纖維攝取量一天平均十四克，二十多歲的女性甚至只有十二克，與目標值相差甚遠。有個電視節目曾邀請女藝人介紹她一天的飲食內容，結果發現一天當中能夠好好吃飯的時間只有晚上，早餐與中餐只靠補充營養品代替，令人相當吃驚。

女藝人甚至其中某一天的膳食纖維攝取量只有五克。持續這樣的飲食生活，早晚會弄壞身體、導致生病。首先一定要停止不吃早餐的減肥方式。以富含膳食纖維的配

編註：台灣衛生福利部建議每天的膳食纖維攝取量為二十五～三十五克，但根據台灣癌症基金會統計，九十%以上的人膳食纖維攝取不足，男生平均每天攝取的膳食纖維十三・七克，女生平均十四克，比建議攝取量少了一半，嚴重不足！

菜為重心進食，科學實驗也證實：正常吃飯減肥成功的機率比較高。

沒有時間吃早餐或做早飯的時候，只吃香蕉或喝優酪乳也可以，有些人只要吃下這些東西，排便馬上就變順暢。那是因為香蕉中含有豐富的膳食纖維，優酪乳則含有許多乳酸菌，能夠促進腸道運作。

類型2 受荷爾蒙變化影響的女性

深受便秘苦惱的人，女性占壓倒性多數，大約是男性的兩倍以上。可能是因為比較多女性進行減肥，但另一個原因是「女性荷爾蒙」。

女性荷爾蒙中有卵泡荷爾蒙（雌激素）及黃體荷爾蒙（黃體激素）兩種，身體會在月經週期時分泌這兩種荷爾蒙，其中會使便秘情況惡化的是黃體荷爾蒙。

從排卵到月經之間的這段時間，也就是月經來之前，黃體荷爾蒙的分泌會變旺盛，**當體內分泌許多黃體荷爾蒙時，腸道中一種稱為「平滑肌」的肌肉，會對刺激變遲鈍。簡單來說，就是會阻礙大腸的蠕動運動。**

月經前腸道水分不足，特別容易便秘

為了產生糞便，腸道中必須含有適當水分。當黃體荷爾蒙分泌增多，腸壁變得容易吸收水分，水分就不會殘留在腸道中。因此，糞便中的水分不足，糞便變硬也會助長便秘。

再者，月經來之前不只容易便秘，也容易產生「情緒焦躁、腹脹」等不適症狀，一般認為這是黃體荷爾蒙造成的影響。

醫學上將這些身體及心理的不適症狀，統稱為「經前症候群」。女性由於有特殊的生理週期，**在月經前應特別注意飲食及壓力，花些心思避免排便力降低非常重要。**

「自律神經」是重要的腸道指揮官

相信很多人都有過這樣的經驗：平常排便很正常，但只要出門旅行或到不同的環境就容易便秘。若持續過著日夜顛倒的生活，慢性便秘的問題就會越來越嚴重。不僅僅是因為無法在固定的時間吃早餐，**自律神經平衡遭到破壞，也會使腸道遲緩。**

自律神經雖然自己意識不到，但卻可以幫助身體調節各項機能。自律神經分為交感神經及副交感神經。經常被比喻為車子的剎車與油門，副交感神經是剎車，而交感神經則負責油門的工作。

比如說，人醒著的時候會進入活動模式，交感神經負責有意識的身體活動。使人體血壓上升，讓血液循環變成戰鬥模式。到了晚上血壓會下降，轉變成放鬆模式，使我們想要休息，這時就是副交感神經開始運作。

事實上讓腸道運作變活潑的，**是兩種神經當中的「副交感神經」，也就是人處在放鬆模式的時候。**從日常經驗中就可以理解，平常有輕微便秘時，只要聽音樂放鬆一下，或讀一本喜歡的書，自然就會產生便意了。

● 每天留點時間放鬆，能有效促進排便

如果身體一直處於緊張狀態，交感神經持續運作，會降低腸道的運作能力。**出外旅行時，因為身處與平常不同的環境，不知不覺中交感神經會保持緊張。工作忙碌、日夜顛倒，也會使交感神經緊張。**其他影響之後會再詳述，但壓力也是一大肇因。

深受便秘苦惱的人，很多人都工作忙碌，不然就是全心投入育兒，完全沒有閒暇時間。建議可用音樂療法（第173頁）或自律神經訓練法（第176頁）放鬆身心，只要短暫的時間就會有不錯效果。

●大地震過後，出現典型的「壓力型便秘」

二〇一一年發生三一一大地震後，災區很多人都有便秘困擾。一九五五年阪神大地震後，災民中約有四成出現便秘問題。在這樣的時空背景下，不難想像受災者每個人都承受巨大的精神壓力：憂心地震所造成的傷害、對餘震的恐慌、不知親人們是否安好，以及不知何時才能重建基礎建設。

據說避難所裡臨時廁所不足，衛生狀況不佳，並非能悠閒排便的環境。在這種情況下，平時排便正常的人也會便秘。因為地震引發群體便秘，是一個象徵性的例子，近年來也出現不少因為精神壓力引起便秘重症的患者。

壓力使「直腸反射」無法順利傳達到大腦

重度便秘與瀉藥依賴症的人當中，很多人「沒有便意」。這些人的生活有工作或家庭的煩惱、所處環境無法隨意上廁所、便秘持續惡化無法排便等，因為各式各樣的問題帶來巨大壓力。

景氣惡化、就業困難、人際關係及夫妻問題、親人照顧問題等，不只因為現代社會壓力很多，也有人指出是因為現代人的抗壓力變低。不管原因為何，**壓力會造成自律神經中的交感神經過度運作，直接導致腸道功能低落。**

排便最後階段的「直腸反射」，是指糞便進入腸道後產生刺激，透過骨盆內臟神經傳達到大腦，因而產生便意。但是當人體承受強大壓力及不安恐懼時，大腦受到過多刺激，使骨盆內臟神經受損，阻斷直腸反射，就會出現排便障礙。

便秘、高血壓、糖尿病，都與壓力過大有關

關於「壓力影響腸胃運作」的研究，以巴夫洛夫的實驗最有名，即「古典制約理論」，指經過學習，狗聽到鐘聲就會反射性分泌唾液。在另外一個實驗中，讓貓與狗面對面，發現貓的胃酸分泌減少了，由此確定壓力與自律神經之間有所關聯。

另一方面，**我們日常生活中所說的胃痛，正式學名為「神經性胃炎」，也是因為深刻感受壓力，直接對胃部造成影響。**最近還有研究指出：壓力會促進與情緒有關的大腦神經活化。情緒神經位在大腦邊緣系統，這個部位只要開始活動，就會向二千根的神經纖維束傳達訊息，進而影響腸道神經系統。

壓力最恐怖的地方在於，其影響會蔓延全身。不只是便秘或拉肚子，研究已經證實，壓力也會造成胃部和十二指腸潰瘍、慢性胃發炎、過敏性腸道症候群、飲食障礙及吞氣症。其他還有高血壓、低血壓、狹心症、心律不整、心跳過快等循環器官疾病，以及哮喘、糖尿病、甲狀腺機能亢進等。

類型5 腹部開過刀的人

十年前開過刀，可能就是現在便秘的原因

很多人動過腹部手術後，才開始被頑固的便秘纏身。這種人便秘的原因相當明顯，就是稱為「腸沾黏」的手術併發症。患者因為闌尾（盲腸）、子宮肌瘤或子宮癌而進行腹部手術時，臟器與空氣接觸，導致相鄰的臟器與腸道黏在一起。

當腸道與其他臟器沾黏在一起，腸道會被其他器官拉扯或牽動而無法正常運作，使得蠕動不順暢。後來研發的內視鏡手術，不需要大面積切開腹部，能大幅降低腸沾黏風險。但如果需要進行開腹手術，還是要有會出現沾黏的心理準備。

令人困擾的是，腸沾黏可能在術後立刻發生，但也可能十年後才發生。**腸沾黏無法透過手術治療，必須採取能夠促進腸道運作的飲食，並活用瀉藥就能順利排便**（但只能使用副作用很少的瀉藥，嚴格遵守必要的使用量），「絕對不能忍便」是關鍵。

類型6 有特定疾病或服用抗憂鬱藥物的人

很多甲狀腺機能低下症患者，會出現便秘症狀。甲狀腺荷爾蒙是維持全身代謝的重要荷爾蒙，這種荷爾蒙分泌不足，會造成甲狀腺機能低下症。

發病時由於新陳代謝低落，生理活動變遲鈍，腸道運作也會變差。除了便秘，還會出現嗜睡、全身倦怠等症狀。**出現類似症狀時，請立即到醫院接受甲狀腺檢查，只要接受治療就能解除便秘。**

● 有憂鬱傾向的人，要注意藥物副作用造成便秘

服用會對中樞神經產生作用的抗憂鬱藥物，副作用會抑制交感神經，減緩腸道運動而造成便秘。近年憂鬱症患者增加，因藥物副作用導致便秘的病人也越來越多。這時候，可以在不妨礙憂鬱症治療的範圍內，同時進行便秘治療以及自我照護。

關於藥物的副作用可以跟醫生討論，有時候只要換了別種藥，就能順利排便。

四十歲以後，健康的人也容易便秘

常聽到高齡的便秘患者說：「以前完全沒有排便問題，但隨著年紀變大，感覺越來越容易便秘」。

不少人退休以後，才開始為便秘的問題苦惱。根據日本衛生署統計，便秘人口當中，**男性和女性都是六十五歲以上的高齡患者最多。**

令人覺得有趣的是，女性從二十幾歲就開始便秘的人數慢慢增加，男性則是四十歲以下很少有便秘問題，但從六十五歲開始便秘的人逐漸增加。到了七十五歲以後，男女便秘的人數幾乎一樣多。由於社會高齡化，相信今後為便秘而苦惱的人只會越來越多。

老化造成腸壁彈性疲乏，使排泄功能變差

為什麼高齡的人容易便秘呢？其中一個很大的原因，是因為**隨著年齡增加，大腸的機能會逐漸下降**，這只有透過內視鏡檢查才能知道。

腸壁原本就是細胞分裂非常活躍的地方，不會因為年齡有太大的差別。但是腸壁的彈性卻會逐年下降。專家曾經就人類腸道各部位的強度進行研究，發現不管是結腸、直腸或腸道壁的強度都是在十幾歲的時候最強，並且會隨著年齡增加而衰弱。直腸和降結腸的彈性，與年輕人相較，高齡者明顯衰弱很多。

在腸道變衰弱狀態下，加上高齡者食量、運動量都減少，更容易因為身體其他部位的疾病引發便秘。

「年齡增長」導致腸道衰弱的統計圖

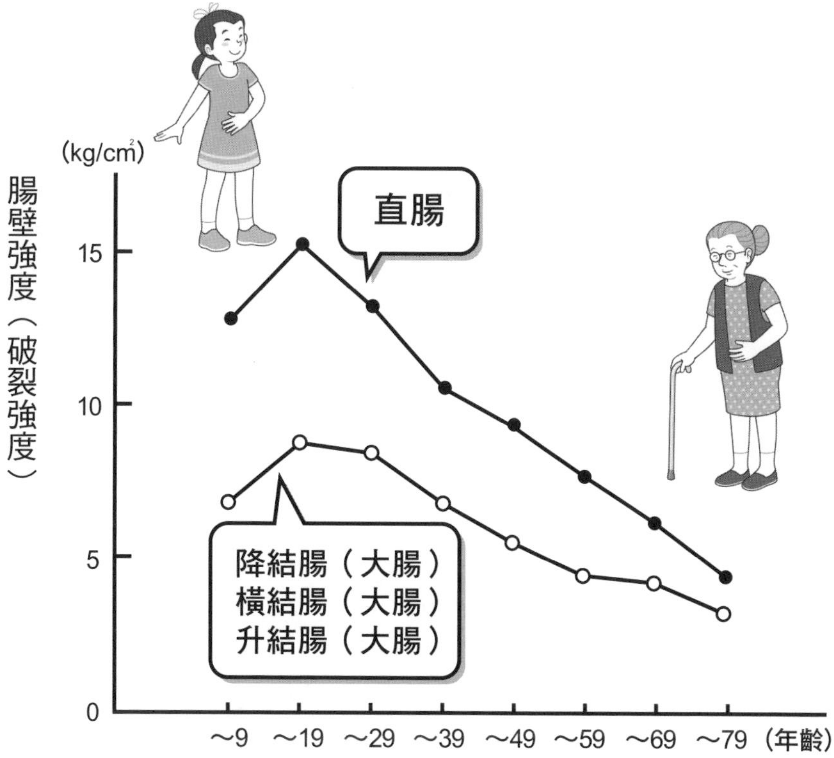

【腸壁各部位強度年齡比較表】

上面圖表針對直腸、降結腸（大腸）、橫結腸（大腸）、升結腸（大腸），調查腸道各部位彈性（強度）。不管是哪一個部位都是十幾歲到二十五歲為巔峰，之後漸漸失去彈性。

●腸道不耐寒，冬季、夏季是便秘高峰期

一年當中便秘患者最多的時期，在一~二月及八月，即寒冷的冬天和酷暑。這是兩個完全相反的季節，但造成便秘的原因都與「冰冷」有關。

事實上，腸道是非常不耐寒的器官。天氣冷的時候手腳冰冷，是為了不使身體內部及大腦失溫，體內的末梢血管收縮。但這也會抑制腸道運作，變得容易便秘。寒冷造成全身血液循環不良，因此流到腸道的血液也會減少，使腸道運作惡化。

人在冬天時會因寒冷不喜歡攝取水分，並減少外出導致運動不足，集合了所有讓便秘惡化的條件。

夏天要多喝水、小心冷氣房溫差

那為什麼酷熱的八月也容易便秘呢？原因就在於「冷氣」。特別是從炎熱的室外進到有開冷氣的室內時，兩者的溫差會對人體形成壓力。

我們的身體由於有自律神經，所以即使環境出現溫差也能自然適應，但是對太劇烈的變化還是會難以應對。在夏天持續過著溫差大的生活，會使自律神經無法正常運作、腸道蠕動衰弱。

而且夏天比冬天更容易水分攝取不足。健康的糞便需要適度的水分，但現實狀況是即使攝取一千毫升的水，其中九百毫升會被小腸吸收。人體還會因流汗，釋放剩下的水分，最後能到達大腸的水分微乎其微。

總之，**容易便秘的人，在注意不要受涼的同時，也要攝取充足的水分。**

第3章

強化「快便力」，為自己的健康把關！

腸道負責過濾有害病菌，是重要免疫器官
排便順暢，全身就健康！

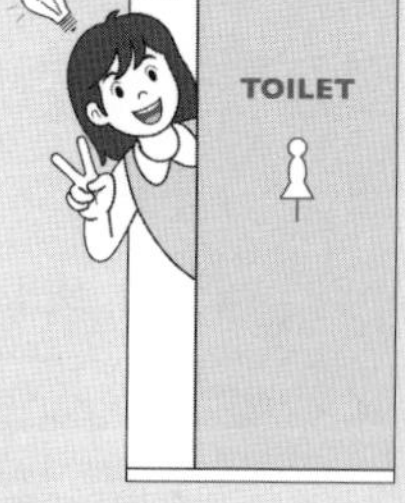

世界上的人可以簡單區分為「容易便秘的人」與「不容易便秘的人」。本章將針對「不容易便秘的人」進行思考。

不容易便秘的人理所當然沒有第二章所說的便秘肇因。參考過醫學文獻等資料後，可以發現便秘人口增多，也只是近代的事。以前便秘的人少，根本沒有「便秘專科」。過去的人與現代人，腸道到底有什麼不同呢？

關鍵就是「腸道環境」。不容易便秘的人「腸道環境良好」，具體來說到底是怎麼一回事，請看看本章的說明。

「便秘」是全身健康開始崩壞的指標

容易便秘與不容易便秘的人，有一點本質上不一樣，就是「腸道環境」。

舉一個容易理解的例子，比如說嬰兒。只喝母乳或奶粉攝取營養的嬰兒，幾乎沒有便秘。**人一出生的時候，沒有任何一個人會便秘**——這件事已經被科學證實，沒有剛出生的嬰兒會便秘或拉肚子。特別是喝母乳的嬰兒，完全沒有排便障礙。

因為嬰兒時期，體內存在最多有益腸道運作的好菌「比菲德氏菌」。腸道內的細菌，近年來受到許多重視，接下來將簡單介紹。

●腸道好菌變少，免疫力也會跟著下降

「腸內菌」是棲息在人類與動物腸道內的細菌。一個人腸道內的細菌種類超過一百種，總數量在一百兆以上。這些腸內菌，利用人類攝取的部分營養素存活，同時與其他種類的腸內菌保持數量的平衡，形成小小的生態系，如腸內菌叢、腸道內常駐菌

叢、腸道菌群。

腸內菌又分為能幫助身體運作的有益菌，以及反作用的有害菌。腸內菌以人類所攝取的飲食為養分發酵增生，並產生各式各樣代謝物。但是如果飲食偏頗，壓力、疲勞、運動不足或使用抗生素，都會增加有害菌的數量。這也代表了，**便秘是腸內菌叢平衡崩壞的警訊**。

腸內菌還可以把部分膳食纖維轉變成「短鏈脂肪酸」，它除了可以為人體供給能量，還能**預防侵入人體的病原菌及有害菌增生，可以守護人體避免感染**。如果這項防禦力變衰弱，人就容易染上各種疾病，甚至容易罹癌。大家普遍認為「腸道健康關係到全身的健康」，便是基於這個理由。

沒有人天生會便秘！嬰兒期腸道充滿好菌

讓我們再回來討論嬰兒的腸道。嬰兒還在媽媽的肚子裡的時候，是處於無菌狀態。這時候腸道中不存在有益菌或有害菌，但是出生以後氧氣進入腸道，約三～四個小時，就會出現大腸菌。

之後，隨著氧氣消耗，慢慢出現比菲德氏菌。比菲德氏菌在出生三天後開始慢慢增加，到了四～七天時，一公克中會達到一百～一千億個。特別是喝母乳的嬰兒，可能是因為母乳中含有促使比菲德氏菌增生的物質，所以腸內菌約有九十五%都是比菲德氏菌。同時大腸菌等其他細菌的數目會減少，約為比菲德氏菌的百分之一。

不管怎麼說，持續便秘或拉肚子，對嬰兒來說都是攸關性命的問題，為了避免這種事發生，所以嬰兒腸道天生就具備了完善的消化機能。

腸道掌管免疫系統，「快便力」等於「抗病力」

●嬰兒離乳後，「飲食」決定腸道的健康

比菲德氏菌守護著嬰兒的腸道，大約到離乳期為止。比菲德氏菌雖然曾經壓倒性有九十五％佔有率，但會逐漸降低至二十％，腸道的主要細菌會變成其他不同的菌種，最大的原因在於「飲食」。這段時間嬰兒開始攝取與大人相同的食物。

腸道環境會受到飲食強烈的影響，吃太多肉類等動物性脂肪，或是蔬菜等膳食纖維不足就會容易便秘，使腸道的有害菌越來越多。

離乳期以後的排便狀況受到飲食影響，再加上隨著年齡的增長，壓力、運動不足、不規律的生活、寒冷等，使腸道運作變差的因素越來越多，變成便秘的導火線。

越早開始保養腸道，身體免疫力越好

即使是腸道十分健康的人，也有可能在過了中年以後，腸道內的有害菌增加，使比菲德氏菌總數減少。因此不難想像平常就容易便秘的人，其腸道環境惡劣，早就有許多害菌在體內蔓延。

腸道具備了能守護全身的「免疫系統」，所以腸道內環境一惡化，這項機能就無法正常運作，導致各式疾病發生。全身的免疫力會明顯隨著年齡增長而下降，腸道的免疫力也一樣。因此從年輕的時候就改善便秘，保持腸道健康是很重要的。

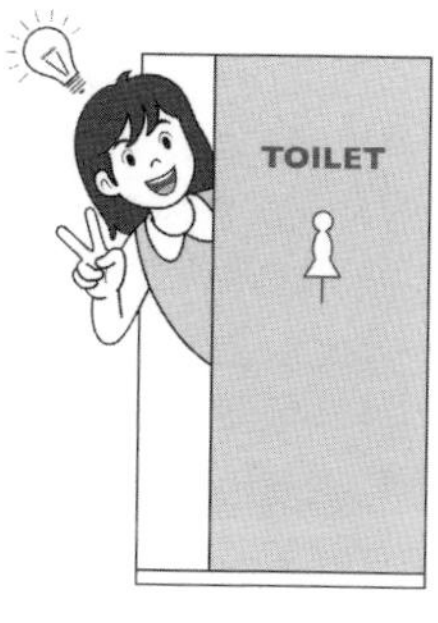

長壽村奇蹟：比一般人年輕五十歲的腸道

腸道好菌數量，反映你的生活是否健康

同年齡的人當中，有些人腸道裡存在許多有益菌，但有些人很少。有益菌較多的人，幾乎不會便秘。**而有益菌總數不同的主因，在於每個人飲食、健康狀況及生活環境不同。**

東京大學名譽教授光岡知足做過一項研究，檢驗三類對象糞便裡的細菌。分別是以長壽聞名的山梨縣棡原村老人、居住於東京平均年齡七十八歲的老人，以及研究室的同仁（平均二十～四十幾歲）。

結果東京的老人中，七十%的人糞便含有比菲德氏菌，棡原村老人則有八十%的人檢驗出比菲德氏菌，而且數量比東京的老人多出許多。

膳食纖維可以延緩腸道老化，使人更長壽

另一方面，「產氣莢膜梭菌」是腸道有害菌的代表，八十％東京的老人被驗出糞便中含有這種害菌，而梱原村的老人僅有四十七％的人被驗出，相當於健康成年人的比例。

調查過梱原村老人的飲食後，發現他們攝取的膳食纖維是其他村莊的兩倍以上，過著以蔬食為主的生活。朝日電視台的「全民家庭醫學」節目也採訪過梱原村，介紹那裡的居民，腸道比一般人年輕五十歲，稱之為「便便不會臭的村莊」。

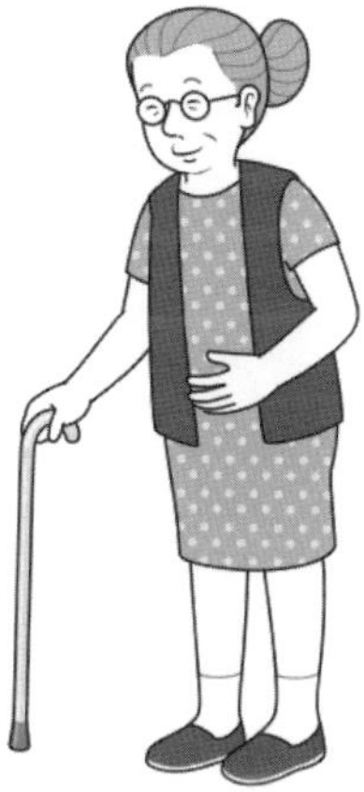

人體超過六成免疫細胞都在「腸道」裡

排便順暢代表免疫力高，不容易生病

大腸裡存在許多有益菌的人，腸道運作狀況比較好，不容易便秘。而不容易便秘的人據說也比較長壽健康，其關鍵就是「腸道免疫力」。

「免疫力」這個詞相信大家都很熟悉，它是一種能夠遠離疾病的力量，化解體內生成疾病的因素，守護人體健康。人體的免疫系統能攻擊侵入體內的細菌、病毒等病原菌，或細胞突變產生的癌細胞，預防發病和身體不適。

在體內發揮免疫力的主要是巨噬細胞、顆粒球、淋巴球等免疫細胞，以及溶菌酶、干擾素等免疫物質。其中擔任免疫中心任務的淋巴球，是由骨髓製造。**淋巴球存在白血球中，隨著血液流至全身。當我們觀察它的分布器官時，竟有六十％以上存在腸壁中（主要是小腸）。**

腸道特有的淋巴組織，稱為「腸道相關淋巴組織」，容積高達腸道的四分之一。在這裡集結的淋巴球等免疫細胞，**能夠有效排除異物及病原菌，是讓人不會生病的有力屏障。**

腸道之所以具備這樣的免疫機能，是因為它與外界連結。和腸道相連的嘴巴除了吃進食物與飲料，也會有微生物等細菌或病毒進入。平常從嘴巴吃進這麼多東西，人體卻能維持健康，都要歸功於腸道的免疫構造。

腸道負責過濾病菌，守護全身健康

在腸道免疫機能中，小腸內有稱為「培氏斑」的淋巴結，培氏斑入口有一種「M細胞」。由口中侵入的異物或病原菌經由食道、胃到達小腸時，M細胞的免疫機能會最先發揮作用。

M細胞會將病原菌等包入培氏斑中，察覺到異物的培氏斑免疫細胞群，為了攻擊病原菌，會製造出「血清免疫球蛋白A」抗體。如果身體的免疫機能正常，在這個階段血清免疫球蛋白A就會破壞病原菌、預防疾病。

相對的，食物及腸道內的常駐菌並不會引發這樣的反應。**因此腸道免疫系統與腸內菌是守護我們身體不生病的兩大保鏢，腸道健康的人，身體絕對也很健康。**只要腸道健康，就能過著不生病的生活。

第 4 章

從零到一百歲，各年齡層的便秘對策

便秘特徵會因為年齡而不同，
腸道名醫依此設計最有效的自我照護方法

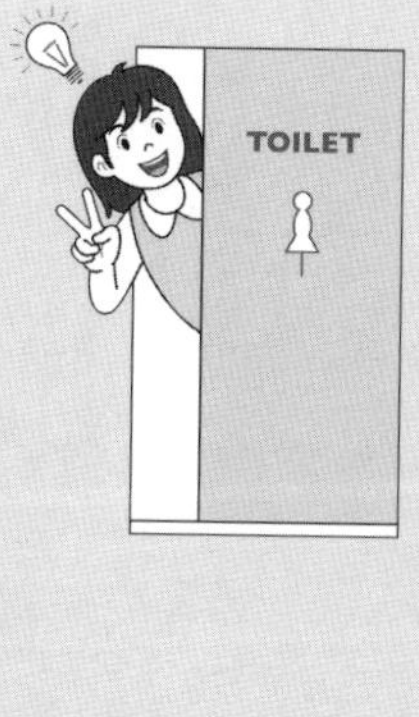

並不是只有年輕女性會便秘，來「便秘專科」門診求診的患者，廣布各個年齡層。

分析所有患者的便秘成因，有飲食問題、運動不足及壓力等共通點，但從更細部來看，我們可以發現孩童「不喜歡上學校廁所」的如廁環境問題、婦科手術及女性荷爾蒙的影響、高齡者隨著老化而腸道肌力下降等，各年齡層有引起便秘的不同原因。

本章將透過「便秘專科門診」的具體案例，介紹不同年齡層的便秘特徵。大家可以對照自己或家人的症狀，在接受診斷及進行自我照護時能夠有所幫助。

因偏食引起便秘，不需要特別擔心

在小孩餐點中，增加膳食纖維、橄欖油

對媽媽們來說，小孩子便秘是最令人擔心的事。因為剛過離乳期的孩子便秘，而帶孩子到便秘專科門診看病的父母越來越多。小孩在喝母乳及牛奶的時期，腸道內有許多比菲德氏菌，幾乎不會便秘。

但孩子開始吃一般食物後，由於腸道的比菲德氏菌減少，他們吃的食物會對排便狀況有顯著影響，因而造成便秘的具體原因有：**飲食量過少、水分攝取不足、膳食纖維不足等**。

小孩即使只是輕微的便秘，也可能產生強烈的疼痛感。所以有此經歷的孩子，即使糞便已經累積在直腸，卻很有可能怕排便會痛而忍便，最後引起便秘。

留在直腸的糞便因為被腸道黏膜吸收水分，變得越來越硬、結成塊狀，最後即使

想排也排不出來。這種時候就必須使用「塞劑」，將淤積的糞便暫時一次性排空，並多加注意飲食。

此時期的孩童普遍偏食，尤其不喜歡吃蔬菜的孩子很多，即使「什麼都吃」，還是有一定的極限。**建議可以讓他們多吃香蕉、蘋果、蔬菜湯等，從孩子原本就喜歡的食材中，挑選富含膳食纖維的食物預防便秘。如果遇到頑固的便秘症狀，可以用麵包沾多一點橄欖油食用**，通常能獲得改善。

偏食的狀況一般會隨著成長消失，腸道及肛門也會變得更強壯，便秘的煩惱就會隨之消失。

高壓的「如廁訓練」，反而會造成孩子便秘

十歲以下的孩子便秘，有另一個需要注意的要點是「如廁訓練」。如廁訓練以能自覺產生便意的年齡為前提，如果沒辦法感受到便意，進行如廁訓練也沒有意義。如廁訓練能否順利進行，每個人差異很大，有的孩子在馬桶上怎麼樣就是無法排便。

原本包著尿布的排便動作，現在必須在馬桶上進行，容易對孩子造成壓力，**由於不安而忍便，最後也可能造成便秘**，因此不能太過勉強。

十～二十歲 便秘多半是因為「忍耐」

●超過半數小學生，都會因「害羞」忍便

小學生的便秘或多或少都與「在學校的廁所無法排便」有關，但他們不會明確地說出這個原因。

根據小林製藥「二〇一二年小學生如廁習慣調查」指出，回答「在學校完全無法排便」的小學生約占三成。提問是否已經感覺到便意，但還是忍著不去上廁所，也有半數的學生回答「曾經忍耐不去廁所大號」。

忍便的理由除了「不會上蹲式廁所、廁所好臭」等環境問題，回答「因為害羞」的人也有五十三・七%之多。如此一來，白天在學校時忍便，糞便淤積在乙狀結腸到直腸，並因此排不出來，就會變成習慣性便秘。不喜歡吃蔬菜，加上膳食纖維攝取不足，更容易使便秘的情況惡化。

●提早半小時起床，養成在家排便的習慣

相信大家以前也都對「在學校上大號」這件事感到害羞，因此我總是跟小朋友說「醫生小時候也一樣喔，但根本一點都不用在意」。**其實最好的解決之道，就是「養成早上在家裡排便的習慣」**，這樣就不需要在學校排便了。

曾經有一位小學四年級的女生，因為在學校無法排便，而變得容易便秘。仔細詢問過她每天的生活作息後，發現她因為放學後還去補習班，睡覺多半已經是晚上十點過後，所以早上總是睡到最後一刻才起床。

首先，我建議她**每天提早半個小時起床、好好吃早餐。再請她母親在早餐中讓她多喝一些水，並運用香蕉、豆漿等增加寡糖（oligo）及乳酸菌的攝取量，**平常也設計膳食纖維豐富的菜單。

結果，小女孩早上排便的日子變多了，擺脫便秘的困擾。而且因為早起，心情比較悠閒，也比較不容易忘東忘西。像這樣早晨時間與飲食都很充實的狀態，可以大幅降低孩子未來發生便秘的機率。

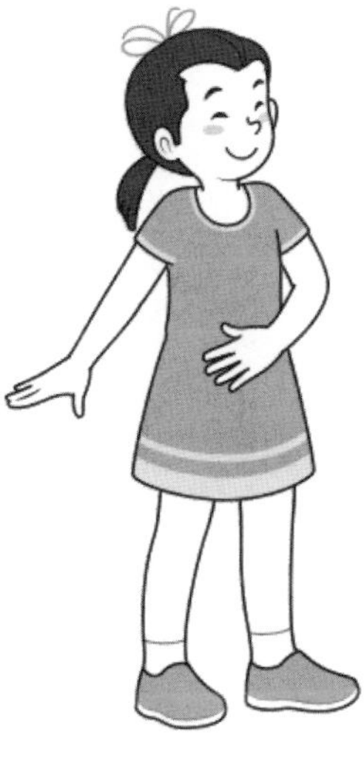

沒有定時定量吃飯，靠瀉藥排便

二十~四十歲來求診的便秘患者幾乎都是女性，她們都說自己「正在減肥」或「不吃早餐」。下面介紹一個典型的例子——患者A小姐（二十七歲，上班族）。

A開始出現便秘，是在大學畢業到公司上班後。由於就業困難，她經過二十多次的面試，終於進了一間食品相關的公司上班。A被分派到自己想去的公關部門，但每天都非常忙碌，常常連續好幾天坐最後一班電車回家。

這樣子的生活，讓一個人住的A總是睡到最後一刻才起床，**沒吃早餐就慌慌張張出門。午飯大多吃超商買的便當或麵包，因此纖維攝取不足。**加上白天工作非常忙碌，無法讓她悠閒地上廁所，使得便秘情況更加惡化。

進公司一個月後，A就變成必須吃瀉藥才能排便。因為「肚子脹得好痛苦」而來求診時，A便秘的生活已經長達五年，必須連續好幾天都吃瀉藥才能排便。

像這種二十～四十歲的便秘患者多半是女性，有時候忙得沒時間吃早餐，或是為了減肥故意不吃早餐，又或者因為不吃碳水化合物（米飯或麵包等）而導致便秘。

重新調整生活型態，便秘自然會消失

很多女性不會抗拒使用瀉藥，也有不少案例是「深為便秘所苦，但因害羞無法跟別人討論」，所以遲遲沒有就醫，變成重度的瀉藥依賴症。

A後來換了工作，有充足的睡眠時間，也能好好吃早餐。治療一個月後，終於能展開笑顏，**她說養成「吃麵包沾橄欖油」的習慣後，漸漸不吃瀉藥也能順利排便了。**

A也認為「開始吃早餐後，身體也變好了」。如果持續之前的生活，不只是便秘，全身健康遲早會出問題。因為便秘能夠重新檢視自己的生活習慣，可說是因禍得福。

從二十歲開始依賴瀉藥的「重度便秘」

四十多歲的女性患者中，很多人都是在二十～三十歲就已經開始便秘了。便秘經歷很長的人，大部分服用瀉藥的時間也很長，大腸內視鏡檢查發現大腸色素沉澱的機率也很高。即使患者本人不記得自己服用瀉藥多久，但用內視鏡看腸道的狀況，就能約略掌握到患者已經便秘多久，以及服用瀉藥多長的時間。

●懷孕生產後，肛門肌力會暫時衰退

四十六歲的B小姐，是一位家庭主婦。她從二十多歲開始就容易便秘。三十歲生產過後，有一段時間出現排便困難，那時候只是靠瀉藥解決。

女性生產過後，有不少人由於肛門附近的肌肉力量暫時變衰弱，即使糞便已經淤積在直腸，卻很難產生便意，因而變成嚴重便秘。此外，為了餵母乳，在身體水分不足的狀況下，也容易引起便秘。

B經過產後這段時間，便秘的狀況慢慢解除，偶爾才需要服用瀉藥。不過B進入四十歲後，使用瀉藥的頻率卻增加。最後每天都感覺腹脹，下腹部慢慢凸起。因為「裙子穿不下」而來就醫時，情況已經相當嚴重。

「前更年期」和各種煩惱，降低腸道活動力

四十多歲的女性經常出現「前更年期」，即更年期之前的階段，會出現與更年期相似的症狀，荷爾蒙失去平衡、身體狀況變差。特別是月經不順、有經前症候群的人，由於黃體荷爾蒙影響腸道蠕動停滯，便秘也會惡化。

除此之外，四十幾歲正是面臨各種煩惱的年齡，夫妻問題、育兒壓力、家中老人照護問題等，容易引起憂鬱症，有些人是**因為憂鬱症及抗憂鬱藥劑的副作用，使便秘情況惡化。**

不管原因為何，此年齡層的人為解決便秘，不少人長時間服用瀉藥。所以我建議**透過飲食及運動改善生活習慣，並進行五～六章介紹的方法，戒除瀉藥依賴症。**

腹部手術造成「腸沾黏」

五十~六十歲的患者與四十幾歲的患者不同，較多人是因為接受過腹部手術後，得到頑固的便秘症狀。

手術需要切開腹部時，由於腸子與空氣接觸，容易與周圍的腸子產生沾黏，阻礙腸道蠕動。很多人以前沒發生過這種頑固的便秘，所以受到驚嚇前來就醫。

●突然嚴重便秘，極有可能是手術後遺症

五十五歲的主婦C太太，以前從來不曾便秘過，但兩年之前突然開始嚴重便秘，擔心自己「是不是得到什麼重症」。C的興趣是料理，為了改善便秘，她每天的飲食都以蔬菜為主，充分攝取膳食纖維，但是便秘完全沒有好轉。

我在診斷書上發現C開始便秘的同一時期，動了子宮癌手術。與本人確認過後，發現便秘症狀果然是在手術後才發生的。

因此我告訴她**「手術引起的沾黏，沒有治療方法」，她的狀況只注意飲食很難獲得改善，應該服用適量的瀉藥來控制便秘。**

腸子沾黏所引起的便秘，與減肥或不吃早餐等生活習慣所引起的便秘不同。由於腸子沾黏無法醫治，因此需要巧妙地使用瀉藥。**但是含有蒽醌的瀉藥會造成大腸色素沉澱，所以不能使用。**

氧化鎂及化學合成的瀉藥「匹可硫酸鈉」，效果很好也不需要擔心副作用。一邊服用這種藥，一邊注意飲食，避免海藻類及玄米等食物，然後定期運動，慢慢就能順利排便。

● 更年期引起的便秘，不能靠瀉藥解決

五十多歲的便秘患者中，還有很多人屬於更年期症狀引起的便秘。女性大約在五十歲停經前後的荷爾蒙平衡崩壞，許多病例是這個原因造成便秘，有的時候可能是便秘及拉肚子的狀況反覆發生。

更年期造成的排便障礙，在身體習慣體內的荷爾蒙狀態後，就會慢慢消失。在症狀消失之前，**可以透過飲食及運動等生活療法，來控制排便的情況**。如果有熱潮紅等其他合併更年期症狀的人，最好到婦科診所進行治療。

需要特別注意的是，不要在這個時期依賴瀉藥。若為了貪圖方便，只要便秘就吃瀉藥，很容易在不知不覺中演變成瀉藥依賴症。

六十~七十歲 退休後活動量驟減

六十歲以後，男性的便秘患者增加。**他們的特徵是因「退休」帶來的環境變化，而引發便秘。**

退休後的生活與過去上班不同，活動身體的機會減少了。起床與就寢的時間也不一樣，到完全習慣退休生活為止，有不少地方需要注意，相對也會產生不小的壓力。

退休在家沒機會運動，便秘悄悄上身

六十五歲的T先生本來在汽車公司擔任業務，直到最近都還精神奕奕地出門工作。他從五十多歲起服用高血壓的藥，除此之外身體非常健康，可是退休以後開始因便秘而苦惱。

T還在工作時甚至有拉肚子的傾向，完全沒發生過便秘，但是現在三、四天才上一次廁所，讓他非常痛苦，擔心「自己是不是得了大腸癌」。為他做過大腸內視鏡檢查後，並沒有發現任何異常。

看診時我仔細詢問T的生活作息，**發現他退休後幾乎完全沒有運動**，因此身高一百六十八公分的他，原本體重只有六十公斤，但現在卻爆增到六十九公斤，超出標準體重七公斤。T以前是活躍的業務，常常外出洽公，有很多活動身體的機會。但退休後只有偶爾走路，白天多數時間都在家坐著看電視。

●增加運動量、選擇高纖飲食，提早預防慢性病

我認為改善T的便秘問題，最重要的是活動身體，所以規定他**養成每天走路二十分鐘的習慣。然後建議T的太太在飲食上添加膳食纖維及橄欖油等**，在飲食方面多下一些功夫來對抗便秘。

兩個禮拜之後，T的便秘已經獲得改善。因為每天運動，他的身體也變好了，甚至一個月減下了三公斤。

這種因退休引起的便秘，隨著症狀惡化，健康狀況也容易變差。**如果這個年紀便秘卻放任不管，很容易造成身體各種慢性疾病**，一定要趁便秘還沒有太嚴重之前，早日開始自我照護。

七十歲以上▶大腸機能衰弱三成

「大腸壁衰退」使男性便秘人數激增

進入高齡以後便秘人數大幅增加。來便秘專科門診就醫的患者，一般是女性占壓倒性多數，但根據統計，七十五歲以上患者的男女人數幾乎相當。這是**由於老化造成大腸機能衰弱，可以說只要年紀大了，在某種程度上是無法避免便秘的。**

大腸壁的彈性會隨著年齡增加變差，研究報告指出，**人只要進入七十歲，大腸壁彈性就會比年輕人衰弱三十%。**因此，七十歲以上的便秘患者，幾乎都是醫學上稱為「遲緩性便秘」類型的便秘。

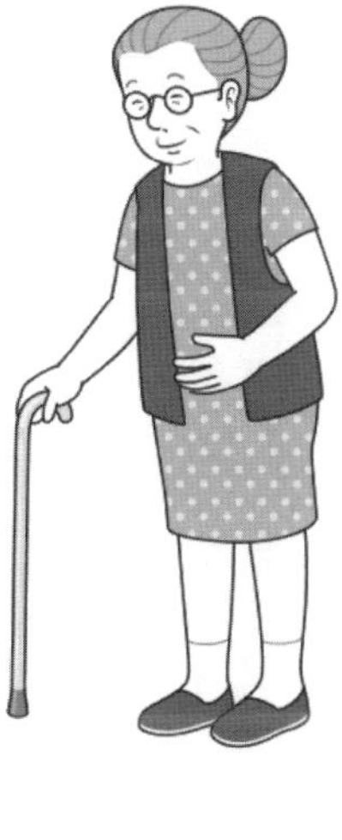

利用「橄欖油、蔬食、運動」紓解高齡便秘

此外，年屆七十難免會有動過手術的經驗，所以有時候是腸沾黏而導致便秘。難以排解的便秘，可以用鹽類瀉藥等藥物輔助，但還是要注意飲食，促進腸道蠕動。**人年紀變大食量會跟著減少，牙齒變差也會難以攝取堅硬的纖維質，所以多食用橄欖油是不錯的選擇。**

曾經有人問我：「家人有老人痴呆症，非常容易便秘，該怎麼辦？」

腸道老化雖然某種程度上無可避免，但是如同前面66頁介紹過的椈原村老人，**也有許多人上了年紀仍然不會便秘。其中的秘訣就在於「飲食」**，這是我們應該學習仿效的地方。

另外也建議要維持運動習慣。現在正迎向高齡化社會，需要照護的人口不斷增加，雖然需要照護的程度不同，但在許多養護機構中都有增加老人運動的課程，大家可以好好利用。

第 5 章

松生式「瀉藥戒除法」，便秘超過二十年也有救！

瀉藥絕對不是便秘的解藥，
別貪圖一時方便賠上全身健康

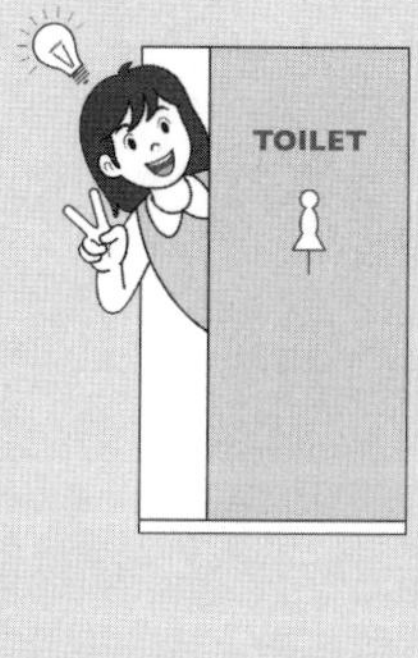

很多人便秘都會吃瀉藥解決。可是用瀉藥促進腸道蠕動，只是一個治標不治本的方法，如果一年當中只是偶爾使用一、兩次，當然沒什麼問題，但若使用頻率變高，導致「吃瀉藥才會排便」，那就是一個嚴重的問題了。

事實上當便秘症狀加重時，很多人會依賴瀉藥排便，變得難以自行排便。我將這樣的人稱為「瀉藥依賴症」。具體的特徵是：不吃瀉藥就無法排便，所以每天都吃藥、必須服用超過正常劑量的瀉藥、沒靠瀉藥將糞便排出就會感到不安。

本章將以實際病例，介紹「瀉藥依賴症」會對身體帶來什麼負面影響。

長期吃瀉藥，腸道容易發生病變

我之所以會發現「瀉藥依賴症」，是看過許多便秘患者的大腸內視鏡檢查，發現**他們的腸壁上有許多大腸色素沉澱（腸壁斑點），這是服用瀉藥產生的副作用。**瀉藥依賴症的主因，是一種叫做「蒽醌類」的瀉藥。

蒽醌類瀉藥主要成分為蘆薈及蕃瀉葉，在藥局就能買到。這種瀉藥吃下後立即見效，但副作用也很強。蒽醌類瀉藥會刺激大腸，促使糞便排出，但長時間服用，腸道會慢慢習慣這種刺激，平常服用的劑量已經無法發揮效果，產生「依賴性」。

更恐怖的是，它會造成大腸色素沉澱。瀉藥的成分會使大腸內部出現斑點，使用瀉藥的時間越長，就越容易併發大腸色素沉澱。**而有大腸色素沉澱的腸壁，其組織會發生改變，使腸壁健康惡化。**

所以連續使用瀉藥，會讓原本就運作不佳的腸道變更衰弱，這些都是瀉藥依賴症的負面影響。

吃一百五十顆瀉藥，才能排便的可怕病例

正常的瀉藥服用量，一次只需要吃兩顆，有瀉藥依賴症的人則會吃十～二十顆，而且連續好幾天都吃藥的人也不少。我甚至看過一位女性患者，她需要一次吃一百五十顆瀉藥才能順利排便。

患者最初都只是輕微便秘，但是經過五年、十年後，卻變成無法收拾的重度便秘。到底為什麼會演變成「瀉藥依賴症」呢？

●二十年都靠瀉藥排便，「心病」比便秘更嚴重

便秘的人都有可能演變成瀉藥依賴症。為了讓讀者容易理解，下面將介紹一位六十五歲主婦K太太的病例。

K的便秘經歷約二十幾年，她不吃瀉藥就無法排便。K二十多歲的時候就有便秘徵兆，但真正開始服用瀉藥是在四十五歲後。進入更年期由於身體狀況變差，她辭掉

了超市打工的工作。後來**中午沒有規律進食，常常沒吃午餐，便秘症狀就惡化了。**

嚴重的時候，一週都無法排便，於是K開始服用瀉藥。吃藥後能馬上排便，肚子也變輕鬆；而這就是K瀉藥依賴症的起點。

漸漸地，K只要覺得排便有困難就服用瀉藥。一開始在便秘的第四天吃瀉藥，慢慢變成第三天就吃，服用的頻率逐漸增加。但是她內心深處總覺得「這樣勉強排便是不好的」，所以有次試著停止吃瀉藥，卻完全無法排便，肚子非常痛苦。因為這次經驗，使K非常害怕停用瀉藥，每天都要吃瀉藥的生活持續了二十年。

【瀉藥的種類】

軟便藥	3A 鎂錠、Milmag LX 錠、Milmag 液、Slaria 便秘藥等
刺激腸道類	●蕃瀉葉、大黃、蘆薈等為主要成分的、武田漢方便秘藥、New Saralin、Colac Herb 等 ●Laxoberon（匹可硫酸鈉類）Colac Soft、匹可硫酸鈉等 ●Teleminsoft 類（Bisacodyl 類）、Colac、Desupina L 錠（笹岡藥局）等
結合兩種效果的藥	弛緩性瀉劑 DSS （Dioctyl Sodium Sulfosuccinate） ＋Picoraziru、Colac 二代等
塞劑類	新 Lecicarbon 塞劑 S、Colac 塞劑等

※以上為日本常見之瀉藥品名，藥局實際販售的瀉藥種類及成分請詢問醫師或藥師。

瀉藥副作用麻痺腸道，使便意永遠消失

服用過量瀉藥，會引發心律不整、全身機能異常

目前為止，沒有任何研究指出瀉藥依賴症會引起什麼重大疾病。但便秘會對身體帶來各式各樣的負面影響，卻是不可否認的事實。

瀉藥依賴症如果放著不管，會像K太太一樣無法自行排便。因為太過依賴瀉藥，導致腸道及括約肌等肌肉衰弱。大腸產生色素沉澱後，運作能力會變得更差。**服用超量瀉藥一年以上的話，不只是大腸、胃和食道消化能力也會減弱。**

此外，過度服用瀉藥會造成下痢（拉肚子），不只會帶走體內的水分，水分中的礦物質也會跟著流失，導致體內電解質異常（血液中的鹽類異常）。

人體內約有六十兆個細胞，充滿稱為細胞內液及細胞外液的水分。這些水分中又含有一定的鈉、鉀、鈣、鎂，它們可以使生理機能保持穩定運作。「電解質異常」就

是指這個平衡失常，**會讓人體出現水腫及肌力下降症狀，嚴重的時候還會引發心律不整、意識障礙等，造成全身機能異常。**

連續使用瀉藥，還會讓人情緒不安。有瀉藥依賴症的人，普遍都存在「不安、壓抑」等心理感受。煩惱因為便秘而需要經常服用瀉藥、無法自然排便，由於難以啟齒，會有因此將自己封閉的人。也有伴隨憂鬱症或飲食障礙，引起的瀉藥依賴症，這些病症同時也是造成便秘的原因。

一旦依賴瀉藥，身體就無法自然產生便意

瀉藥依賴症的人有個共通的嚴重問題是「便意消失」。

過於依賴瀉藥會使得腸道及括約肌的肌肉無力，所以即使糞便已經下降至肛門附近，卻完全無法感受到「便意」。

健康的人當乙狀結腸內糞便累積到一定分量以後，腸道內的壓力升高，糞便會一口氣被推到直腸。直腸壁受到刺激，會將「排便」的指令傳達到大腦，身體自然產生

直腸反射，就會感受到「便意」。

相對的，便意消失的人這項生理機制失效，使得糞便不斷累積、腹部膨脹。雖然沒有便意，卻會感覺「腹部有膨脹感、肚子痛」。為了逃避這種痛苦，患者就會把希望寄託在瀉藥上。

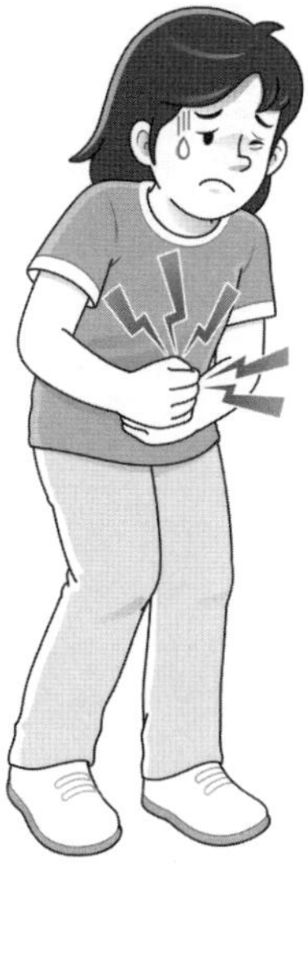

運用塞劑、免治馬桶，自己治好「瀉藥依賴症」

心理上的依賴，讓便秘患者無法擺脫瀉藥

「瀉藥依賴症」是我取名的一種病症，到底多少人患有瀉藥依賴症，詳細的數字無法掌握，但是有可供參考的資料。

松島診所曾進行一項調查，發現接受大腸內視鏡檢查的人大約有三・五％有大腸色素沉澱的現象。如果推測有大腸色素沉澱的人患有瀉藥依賴症，最少能認定有這一部分的人依賴瀉藥。

治療瀉藥依賴症不是一件簡單的事。患者來就診時，我一般都會像治療其他便秘患者一樣，指導他們用飲食療法、運動療法並改善生活習慣。如果瀉藥依賴症的症狀輕微，這樣就能得到良好的成效，很多病人靠自己進行照護就好轉了。

然而，大多數中度以上的瀉藥依賴症，僅僅這樣根本無法治癒。而且治療便秘通

常一開始就要停止服用瀉藥，但這對依賴症患者來說，會帶來嚴重的精神打擊。他們覺得「不吃瀉藥肚子脹得好痛苦」，形成強烈的不安，因而很難戒除瀉藥。

用多元方法刺激排便力，再慢慢減少藥量

於是我以一週～一個月為單位，慢慢減少患者瀉藥的使用量。同時用飲食及運動誘發腸道原本的功能，並且搭配塞劑及免治馬桶鍛鍊直腸。等腸道的能力逐漸提升了以後，再慢慢減少瀉藥的用量。

這種方法就像是醫生和患者同心協力，一起玩兩人三腳的遊戲，抱著耐心持續治療，大部分在半年到兩年之間，就能成功戒除瀉藥，並靠自己的力量排便。

「瀉藥依賴症」自我診斷

接下來將實際介紹治療的內容，治療方法會因瀉藥依賴症的嚴重程度而有所差異。因此在診查的時候，除了確認有無瀉藥依賴症，也會評估症狀的嚴重程度。

瀉藥依賴症可分為輕微、中度及重度症狀，下面將列出符合不同程度的主要症狀。大家可以在檢查表符合的項目打勾，各類的❶跟❷特別重要，可以判定嚴重程度。

✓【輕微】瀉藥依賴症

- ❶ 連續多日服用正常劑量的瀉藥，持續一年以上 ☐
- ❷ 沒有連續好幾天都吃瀉藥，但每次服用量都超過正常劑量 ☐
- ❸ 不吃瀉藥就無法排便 ☐
- ❹ 平常不太活動身體、很少走路 ☐

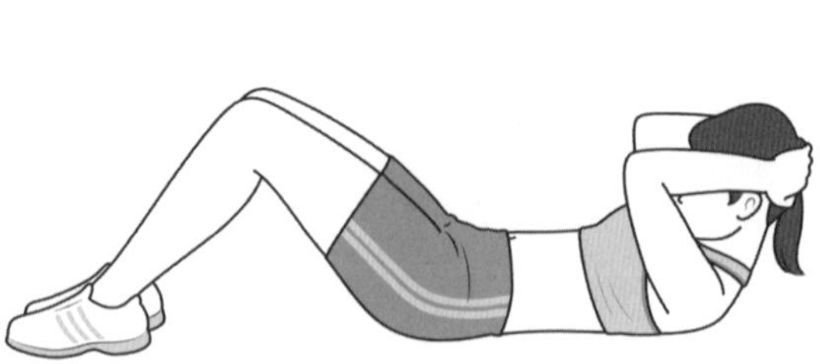

✓【中度】瀉藥依賴症

- ❶ 每天服用超量瀉藥，持續一年以上 □
- ❷ 多日連續服用正常使用量的兩三種不同瀉藥 □
- ❸ 不吃瀉藥完全無法排便，腹部的膨脹感不斷增加 □
- ❹ 完全無法自然感受便意 □
- ❺ 吃比較多玄米或薯類等不溶性膳食纖維後，腹部膨脹感會增加，嚴重的時候甚至會感到胸口灼熱 □

✓【重度】瀉藥依賴症

- ❶ 多日連續服用超量五～十倍的瀉藥，連續服用一年以上 □
- ❷ 每天都吃兩種以上不同的瀉藥，每種瀉藥都需要正常劑量的二～三倍 □
- ❸ 時時刻刻感受到強烈的腹脹感 □
- ❹ 傍晚時腹脹會增加到無法拉上拉鏈，平時有胸口灼熱到無法進食的現象 □
- ❺ 出於強烈的不安，會服用更多瀉藥 □
- ❻ 完全無法自然感受便意 □

戒除「輕微瀉藥依賴症」十步驟

症狀輕微的人，瀉藥的服用量只比正常使用量稍微超出一些，但是服用瀉藥的習慣已經持續一年以上。**一旦習慣使用瀉藥，腸胃的運作就會慢慢惡化，出現飯後腹部膨脹及胃脹等不適症狀。**

我建議患者進行第九章及第十章介紹的生活療法，這是一般便秘患者的治療方法。對瀉藥依賴症的人來說，此種生活療法也有很大的幫助，而且也只有症狀輕微的患者，能夠在家中進行自我照護。請依照下列步驟展開生活療法。

❶ 確認瀉藥成分，記錄服用的次數與數量

先確認自己服用的瀉藥是哪一種類型。瀉藥不只有蒽醌類的瀉藥，還有能夠驅使小腸運作的鹽類瀉藥或蓖麻油，刺激直腸及肛門的浣腸劑及塞劑等。

如果使用的是「蒽醌類」的瀉藥，必須了解這類瀉藥有大腸色素沉澱的副作用

（請參照91頁），並請下定決心「即使需要花一些時間，也一定要戒除瀉藥」，寫下自己一週內服用幾次瀉藥，檢視自己對瀉藥的依存程度。如果是超過正常的劑量及次數，就有可能繼續發展成中度瀉藥依賴症。

❷ 寫下最近一週內的飲食內容

便秘與飲食之間有很深刻的關聯。試著寫下「每天是不是有確實吃三餐、是否有時沒吃早餐」，接著寫出每天「吃什麼食物」，不只寫下菜單、也寫出食材，**最重要的是記錄「膳食纖維攝取量」**。請參照140頁，看看在表列的食材中，自己到底吃了哪幾樣。

成人女性一天需攝取二十～二十一克的膳食纖維、男性二十六～二十七克，大家可以算出自己每天的攝取量，如果不足就要度重新檢視自己的飲食生活。其他在飲食上需注意的要點還可以參考第七章。

❸停止減肥

如果正為了減肥而減少食量的話，請立刻停止。**節食極有可能是造成便秘的主因**，不吃早餐或完全不吃碳水化合物，並非正確的減肥方法。只要好好吃飯加上適度運動，解除便秘後體重自然就會降下來。

請將解除便秘放在優先順位，確保排便順暢以後，再用正確的方法減肥。

❹停用瀉藥，確認是否不吃藥就無法排便

嘗試停下正在服用的瀉藥，確認是否沒有吃藥就真的無法排便、無法產生便意。即使只有一點點便意，進行自我照護就能夠得到效果。

確認的最佳時間點是在腸道蠕動最活躍、最容易產生便意的「早餐之後」。但如果是「一天不吃瀉藥就會感到極度不安」的人，便不需要勉強停用。

❺ 第一週：養成定時吃三餐的習慣

開始自我照護的第一週，要在飲食上多花點心思。在此之前沒有好好吃飯的人，每天一定要好好吃三餐，當中又以「早餐」最重要。**因為早上是一天中最能促進腸道蠕動運動的時刻，所以一定要吃早餐。**

平常不吃早餐、沒時間吃早餐的人，即使只吃一根香蕉或優酪乳也可以。香蕉含有膳食纖維及寡糖，寡糖能成為有益菌的食糧，而優酪乳中也含有豐富的乳酸菌。

此外，**可以在飲食中添加一些能促進腸道運作的初榨橄欖油**（請參照142頁）。只要用麵包沾著吃，美味又方便攝取。或是可以喝市售添加膳食纖維的飲料、斷食專用的飲品。為了不使糞便水分不足，也要多喝一些開水。

午餐與晚餐的時間比較充裕，請仔細思考飲食的內容來準備餐點。若是外食的話，**義大利料理可以攝取充足的膳食纖維與橄欖油。**在不勉強的情況下，多做一些努力非常重要，可以參考第十章加入紓壓運動及按摩等。

❻ 第二週：以水柱溫和刺激肛門

開始自我照護的第二週，除了注意飲食，在餐後有便意徵兆時，也可試著用免治馬桶（或以蓮蓬頭開小水柱）刺激肛門。**一次約刺激三十～六十秒**，刺激時間太久會引起肛門周圍皮膚炎，最多以早、中、晚三次為限。**水壓會因馬桶廠牌各有不同，請自行調整強度，不能讓肛門感覺疼痛。**

❼ 服用氧化鎂藥劑

注意飲食並以水柱刺激肛門，如果還是難以產生便意，可以試著服用瀉藥。可是不要服用蒽醌類瀉藥，**請選擇鹽類瀉藥的氧化鎂藥劑。改變飲食後已經改善腸道環境，所以服用這種藥劑能比較容易排便。**

氧化鎂是鹽類瀉藥的一種，它可以吸收腸道裡的水分，增加腸道內物體的容積，進而促進排便。氧化鎂的主要成分是礦物質，礦泉水及食物中都含有鎂。

飲食攝取的鎂約二十五～六十%由小腸吸收，剩餘的鎂則能夠吸引水分，使糞便原料變柔軟。將鎂轉化為藥物就是氧化鎂，大量攝取能使糞便變軟、順利排便。

當乙狀結腸淤積糞便硬塊時，阻塞腸道導致氣體難以排出，因此會感到腹脹。氧化鎂不只能預防這樣的狀況發生，同時能讓淤積在腹部的氣體排出，紓緩腹脹感。

服用氧化鎂的效果因人而異，多數人的糞便會變軟或排出水狀糞便。但要服用多少的劑量才能得到這種效果也因人而異，所以請在正常使用量內自行調整。市售的氧化鎂藥劑有好幾種，可是必須注意：**有「腎功能障礙」的患者不能使用鎂類藥劑，請與藥劑師和醫生討論。**

❽ 第三週：減少瀉藥用量

從第三週開始，請以減少瀉藥用量為目標。

進行飲食療法之後，如果感覺到腸道的運作有慢慢變好，服用瀉藥時可以先減少一錠。不過若因為這樣，糞便再度變硬而排便困難，就要再回復原本的用量。**別讓自己感到不安，才能順利減少瀉藥用量。**同一時間也要繼續進行飲食療法，並用免治馬桶溫和刺激肛門。

這個階段也可以繼續服用氧化鎂藥劑。兩週後可以減少一錠，三週後可以再減少一錠，慢慢減少用量。

❾成功減少瀉藥用量後，嘗試使用塞劑

減少瀉藥用量能順利排便的話，就可以進入「找回便意」的階段。

此時可以用一種叫「Lecicarbon塞劑」的便秘治療藥輔助排便。說到塞劑類的藥就會想到浣腸，但是兩者成分不一樣。浣腸是用一種叫做甘油的成分刺激腸道，促使糞便排出，但這種塞劑是用「碳酸氣體」的有效成分，直接傳送到直腸促進排便。最初是為了治療完全失去便意的人，於一九三五年由德國研發，歷史相當悠久，相對的效果及安全性也通過各種考驗。

Lecicarbon塞劑還有「新 Lecicarbon 塞劑」（ZERIA新藥工業出品）、「Colac塞劑」（大正製藥出品）等種類。當糞便到達離肛門最近的乙狀結腸時，放入塞劑最為

有效，塞劑會使身體產生直腸反射，引發「排便」動作。

可以在早餐及晚餐後的三十分鐘～一小時，使用兩次塞劑。若有困難，也可擇一時段進行即可，因為不管早晚都是糞便容易存留在乙狀結腸的時間。放入塞劑後忍耐五分鐘，再一口氣由肛門排出氣體。治療期間當慢慢有糞便累積的時候，就會自然產生便意。

我看過的患者當中，嚴重便秘而有瀉藥依賴症的人，使用塞劑以後，半數以上的人漸漸不吃瀉藥也能產生便意了。但是中度症狀以上的人，到出現治療效果前需要一段時間。一般來說，**想使身體重新自然產生便意，花半年到兩年的時間都是正常的。**

⑩ 連續使用塞劑三個月，直到一週至少一次自然排便

開始使用塞劑後，便意會慢慢復甦。但是不能著急，要耐心繼續進行治療。只要有糞便存在於乙狀結腸，吃過飯以後腸道會大蠕動，接下來就會有「想大便」的感覺。即使用餐過後不是每次都有便意，可是**一週內吃完早餐如果有一～二次能自然產**

生便意，那就是「治好的徵兆」。如果此時停止使用塞劑，就無法完全找回排便力。

斷然停用塞劑只會讓身體狀態回復原狀，**最少需要連續使用塞劑三個月**。在此過程中，瀉藥也能繼續減量，達到「擺脫瀉藥」的最終目的。

可是治療便秘也不需要勉強自己完全中斷藥物，**讓自己不再依賴蒽醌類瀉藥，才是最重要的事**。身體不舒服的時候，可以服用氧化鎂藥劑來避免便秘。治療的目標可先訂為「一週內於早餐後自然排便一～二次」。

如果執行前述自我治療法都沒有改善排便，甚至使便秘狀況越來越惡化，請馬上中止治療計劃，到醫院接受專業醫師治療。

第 6 章

大腸癌年輕化！
「便秘」就是重要警訊

排便障礙請勿依賴瀉藥，
「內視鏡檢查」是及早發現大腸癌的關鍵

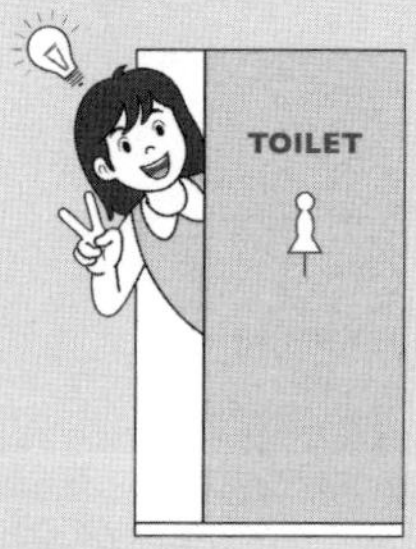

中度瀉藥依賴症，極有可能會演變成重度瀉藥依賴症，這樣的患者需要到醫院接受治療。他們服用的瀉藥劑量已經超過正常使用量，腸道運作狀態非常不好。在這樣的狀況下，靠自己判斷突然減少瀉藥用量，一定會出現排便困難，甚至造成嚴重腹痛，因為強烈的腹脹感而無法起床走動。

依賴瀉藥的重症患者中，部分的人患有飲食障礙，認為「吃東西」很有罪惡感，總是想著「吃入口中的東西不能留在身體裡，一定要排出來！」於是增加瀉藥用量，所以一般的飲食療法無法改善。

本章將介紹在「便秘專科」門診中，針對重度瀉藥依賴症患者所進行的治療方法。

最快半年就能戒除瀉藥，自然找回便意

●即使是吃中藥通便，也會有不良副作用

改善中度瀉藥依賴症患者的基礎，與輕度患者相同，需追加不同類型的瀉藥，可以選擇氧化鎂製藥或中藥等。

不過中藥的瀉藥大多會加入蕃瀉葉或大黃等藥材，**如果想選擇副作用較少的瀉藥，可以服用防風通聖散或麻子仁丸**，這兩種藥都能將瀉藥的副作用降到最低、幫助排便。

減少使用含有蕃瀉葉、大黃、蘆薈等成分的瀉藥時，可暫時以防風通聖散、麻子仁丸來代替。但是這兩種瀉藥成分都有大黃甘草湯，含少量大黃，若長期服用還是會造成大腸色素沉澱。

循序減少瀉藥，感到不安就立即回復用量

接下來配合使用塞劑，中度瀉藥依賴症的人可以將瀉藥使用量先減少十%，如果能夠順利排便，就再減少二十%，按這樣的步調慢慢減量。

只要耐心進行飲食療法，並利用免治馬桶刺激肛門，持續六個月到兩年以後就會慢慢恢復便意，脫離使用瀉藥的生活，或者至少大幅度地減少瀉藥用量。

重度和極重度的瀉藥依賴症患者，腸道運作異常惡化，只要有一點點糞便或氣體淤積就容易出現腹脹感，因此**瀉藥減量的目標可以比中度症狀的患者低一些，一個月減少二～五錠即可。**

減少瀉藥使用量的時候，即使只有一些些腹脹感或排便困難，「當患者產生不安就馬上回復原本用量」這項規則是一樣的，特別是對重症以上的患者來說，這點非常重要。

一天吃八十顆瀉藥，還是能重新找回「快便力」

「減少瀉藥用量可能會使腹部強烈不適」這在治療開始前就會仔細說明，治療開始後也會定期提醒。但是對患者來說，還是一件非常恐怖的事。

過去我對患者採用瀉藥減量治療法時，會很快就減少瀉藥的用量。但是很多人說「減少藥量後，隔天就無法排便，感到非常不安」。**對於長年依賴瀉藥的患者來說，減少用藥的不安之大，是難以想像的。**只要這種不安出現，醫病之間的信賴關係也會動搖，患者會不遵守醫生的指示用藥，導致治療無法順利進行。

因此，我現在的做法是請患者慢慢減少瀉藥用量，並想盡辦法讓患者不會感到排便困難或出現腹脹感。藥物用量要配合患者不同的狀況做調整。曾經有位患者，原本一天最多需服用八十錠以上的蒽醌類瀉藥，花了大約兩年時間，成功減量到一天只需吃十錠。之後又花了半年時間，終於能夠完全脫離瀉藥。

如果便秘症狀嚴重到出現胸口灼熱、想吐、腹脹感等，甚至無法進食、體力下降，請住院接受治療。

改善「厭食、暴食」造成的瀉藥依賴症

飲食失常濫用瀉藥，損害腸道健康

有飲食障礙的人治療瀉藥依賴症會更加困難。飲食障礙是一種「心病」，因為極端的控制飲食或過度飲食，對健康造成各種問題。

飲食障礙大致可區分為厭食症及暴食症，患者以年輕女性居多，輕微厭食症大部分是減肥引起的，也有一種說法指出，這種飲食障礙的根本原因是親子問題（特別是母女之間）所引起。

飲食障礙的病人都對「吃東西」抱有罪惡感。特別是暴食症的人在大量進食後，心中的罪惡感會逼迫自己將食物排出體外，除了催吐、還會大量服用瀉藥。

優先治療飲食障礙，以流質食物恢復正常飲食

便秘若伴隨飲食障礙出現，首先必須治療飲食障礙。可以採用心理療法與行動療法，並以抗憂鬱藥物作為輔助。隨著治療的進行，心理層面也受到照護，身心都能慢慢恢復。在我看過的患者當中，有人瘦到只剩下三十公斤，像這樣嚴重危害健康的話，就必須立刻住院接受飲食障礙的專科治療。

等飲食障礙的症狀穩定下來後，就可以開始治療瀉藥依賴症。**飲食方面，先以優酪乳等液狀或流質食物為主，外加一些醫療用營養品作為輔助，然後再慢慢轉變成固體食物。**

治療過程雖然不簡單，但只要耐心採取正確對策，一定能找回身心的元氣。

腸癌不是老人專利，三十歲便秘竟是病變徵兆

●便秘、拉肚子、腹痛，都是腸道生病的訊號

本身有便秘或瀉藥依賴症的人，是否做過大腸內視鏡檢查呢？如果沒有，務必要接受檢查，確認腸道有無發生病變。之後才能安心進行自我照護，治療便秘症狀。

長期便秘、拉肚子、腹痛的人，可能是因為體內隱藏了癌症、息肉、發炎性腸道疾病（潰瘍性大腸炎或克隆氏症）。特別是四十歲以後患有腸道疾病的人數急速增加，包括大腸息肉、大腸癌等。因此，中年以後便秘惡化的人，專業醫師也會將腸道疾病納入考量，透過大腸內視鏡檢查，仔細觀察腸道後再做出診斷。

不過，年輕的患者也不能掉以輕心。截至目前為止，我用大腸內視鏡看過許多患者的腸道，曾經有三十多歲的女性，因為便秘求診而發現大腸癌。

超過四十歲，大腸癌發病人數爆增

事實上，現代人的腸道處於危險狀態。與過去相比，現在的醫療現場發現許多大腸癌病例，以及原本並不常見的潰瘍性大腸炎及克隆氏症等。**超過四十歲以後，大腸癌的人數慢慢增加，五十歲後患病人數更是明顯增多。**

此外，如果大腸息肉過度增生，也很有可能是大腸癌所引起的，尤其四十歲之後的發病人數直線上升。不少中年人更罹患了「腸道動脈硬化」的虛血性大腸炎、大腸憩室炎。

總而言之，**僅透過外顯症狀無法得知腸道疾病，如果腸胃不適、排便有困難，最好先接受內視鏡檢查確認健康。**檢查過確認腸道沒有異常後，便能安心進行治療。

「內視鏡檢查」選擇要點，降低疼痛和意外風險

●選擇大腸內視鏡醫生，「技術」非常重要

「大腸內視鏡的檢查一點也不恐怖。」

即使我這樣說，但是還是很多人會害怕。做過過檢查的人都說「其實沒什麼」，但是若要再接受一次檢查，還是必須鼓起很大的勇氣。

如果出現血便、黑色糞便、腹痛等症狀，做檢查是無可厚非的；不過只是便秘，真的有必要做這麼可怕的檢查嗎？

其實做內視鏡檢查根本不需要擔心這麼多。首先，**大腸內視鏡的檢查不會痛；可是要事先做功課，考量醫生的醫術並謹慎選擇做檢查的機構。**

患者投訴檢查造成的疼痛，多半是因為醫生技術不純熟引起的。腸道這個器官不僅彎來彎去，細部還有扭曲，如果勉強插入內視鏡，腸道受到強大力量壓迫就會疼

痛。即使不會痛，但內視鏡也可能會傷害腸道、戳洞導致出血，這類意外事故雖然少見但還是有發生過。

醫生做大腸內視鏡檢查的經驗豐富且技術純熟，檢查時就能夠將疼痛降到最低，引發意外的風險也比較低。

至少累積「五百件檢查病例」的醫生比較可靠

一般人很難判斷醫生操作大腸內視鏡的技巧優劣，但完全沒有經驗的醫生，若要進入大學醫院等大型醫療機構，並擔任大腸內視鏡檢查的醫師，最少要累積超過五百件的經驗。

能作為大腸內視鏡專科醫師自行開業的，最少也要有一萬件以上的操作案例。現在有很多醫院及診所網站，會公布大腸內視鏡檢查件數，也可以當作選擇時的參考。

「無痛大腸內視鏡檢查」安心解說

依據醫療機關不同，大腸內視鏡的操作方法也會有所不同，例如松島診所就導入了完全無痛的操作方式。重點之一當然是醫師高超的技術，除此之外，還搭配使用鎮痛劑及鎮定劑。使用這些藥劑後，患者完全不會感受到疼痛，檢查就結束了。

另一個常常被提出的問題，在於「前置作業」。接受大腸內視鏡檢查之前，需要服用瀉藥（腸道清潔劑）將腸道清空，瀉藥與水混合後有大約一．五公升之多。而服用瀉藥以後，到將腸道清空為止，需要反覆進出廁所。

不過最近有一種「錠劑型」瀉藥，可以在前一天於家中服用排便，減少當天要吃的瀉藥分量，大家可事先跟醫療機關諮詢。

一般人都會害怕做內視鏡檢查，接下來將說明「無痛大腸內視鏡檢查」的流程，希望大家為了自己的健康，不要排斥到醫院去做進一步檢驗。

❶ 預約檢查時間

大腸內視鏡檢查原則上採預約制。在實際接受檢查之前，會由醫生問診和說明檢查的內容。如果有不清楚或感到不安的地方，都在可以在這個階段仔細詢問。

❷ 檢查前一天，晚上九點後禁食

檢查前一天，請在晚上九點以前吃完晚餐，之後就不能再進食了。可以喝水或茶，但不能喝牛奶或咖啡。晚餐最好挑選烏龍麵、魚等容易消化的食物，避免吃不易消化的海藻類或蔬菜，特別是菇類、蒟蒻等。

❸ 檢查當天不吃早餐

當天早上不可以吃早餐，水跟茶也不能喝，直接到診所報到。

❹ 換檢查服

檢查服是只有肛門附近開了一個洞的袍子，不會使人感到害羞。

❺ 喝洗淨腸道專用的瀉藥

為了洗淨腸道內部，要將瀉藥加到開水中喝下，排便淨空腸道。前一天如果已經事先服用瀉藥，當天進行的方式會有些微不同。

❻ 排出所有糞便

將所有糞便排出，當沒有固態糞便排出後，排泄物呈現淡黃色透明的液狀，就是腸道排空了。在反覆排便的過程中，可能會感到噁心、想吐，出現腹痛、腹脹、暈眩、發冷、倦怠等症狀。請不要忍耐，立即告訴主治醫師。

❼ 側躺在檢查專用的床上

躺在檢查專用的床上，背部朝向醫師，身體面向左方側躺。

❽ 注射鎮痛劑、鎮靜劑

為了緩和病人的緊張不安，醫生會先注射鎮痛劑及鎮靜劑。鎮靜劑使用二氮平（Diazepam）或速眠安（Midazolam），鎮痛劑則經常使用配西汀（Pethidine）。

根據患者的年齡、體重及全身狀態，有時候也會在靜脈注射抑制消化道運作的溴化丁基東莨菪鹼（Butylscopolamine），但有青光眼、心臟病、前列腺腫大的人不能使用此種藥物。

注射藥物數秒後，患者就會失去意識。**在極少數情況下，會出現抑制呼吸的副作用。**因此為了觀察呼吸狀況，會為病人安裝脈搏血氧飽和度分析儀或心電圖監測器。醫師不只會透過機器，也會用手檢查患者的胸部及腹部，觀察指甲及嘴唇顏色，確認呼吸狀況。如果鎮靜藥物抑制呼吸，則會再投入氧氣及抑制藥效的其他藥物，醫院都會做好事前準備，不需要擔心。

❾ 插入內視鏡

在患者失去意識後，就會由肛門插入內視鏡。首先會讓內視鏡一口氣到達大腸最深處的盲腸。由技術純熟的醫師操作，大約三分鐘就能抵達盲腸。

⑩觀察大腸內部、初步治療

將內視鏡由盲腸慢慢抽出的同時，開始進行檢查，由螢幕上仔細觀察腸道是否發生病變。觀察所需時間每個醫師不同，**大多十～十五分鐘就能結束。**

如果發現異常時，也可以擴大患部觀察，仔細調查病徵。發現可能有癌細胞的部位，也可以取下部分組織進行檢驗。若患者事前同意可切除息肉，發現有可能是癌細胞的息肉時，就能直接利用大腸內視鏡進行切除。

⑪聆聽檢查報告

檢查結束到恢復意識之前，請病人在恢復室休息。大約休息三十分鐘就會醒過來，但是完全清醒則需要安靜休息一～二小時。

病人清醒過後，由醫師說明檢查結果。如果有需要檢驗的組織，則要過幾天後再來醫院聽取檢驗結果。所有過程結束後就可以回家，但最好暫時不要開車。

第 7 章

便秘療法決定版！「快便飲食」大公開

四大清腸食材＋快便營養素
這樣吃，就能找回你的暢快人生

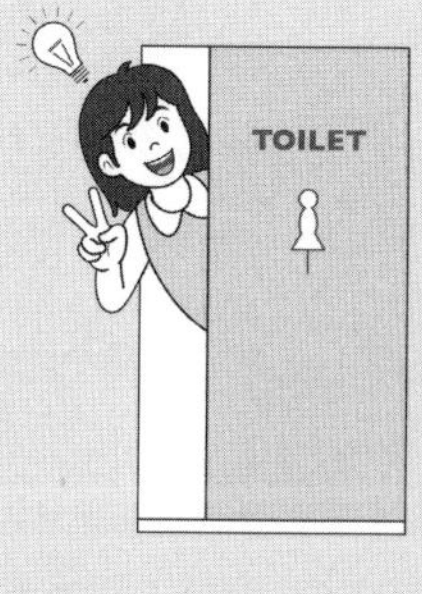

在便秘專科門診中，最重視「生活指導」。如同前一章所述，利用瀉藥排便，並非正確的治療方法。若想要擺脫便秘，努力消除便秘的根本原因非常重要，其中最重要的就是「飲食」。

糞便的來源是吃進體內的食物，只要改變飲食，就能製造出容易排放的糞便。此外，腸道內有數量龐大的細菌，形成腸道內菌叢，想要增加有益菌，確保腸道環境健康的話，吃什麼就變得至關重要。

腸道環境改善了，不只能夠改善便秘的情況，還能打造出能對抗病原的強壯身體。我在對便秘病患進行飲食療法時，一定會指導患者攝取四種清腸食材，並進行「地中海式飲食」。便秘程度尚未到達瀉藥依賴症的患者，只要採取飲食療法就能得到很好的效果。

【寡糖】早上吃香蕉、蘋果，強力抗便秘

●「根莖類蔬菜」含豐富纖維，又能增加腸道好菌

66頁介紹過的研究證實，住在「長壽之鄉」棡原村的老人，腸道裡有非常多比菲德氏菌。

這個山間村落的居民，日常生活習慣吃很多「根莖類蔬菜」，如玉米、蒜頭、青蔥、納豆、蘆筍、洋蔥、牛蒡等，含有豐富的寡糖及乳酸菌，能作為比菲德氏菌的食糧。在這些食材當中，也含有豐富的膳食纖維。因此吃大量根莖類蔬菜，對腸道來說有促進排便的雙重好處。

強力抗便秘食譜：一根香蕉＋豆漿

現代人生活忙碌，沒時間烹煮根莖類蔬菜料理。因此我建議可以**多多攝取水果、豆漿、蜂蜜這類食材**。香蕉、蘋果的寡糖含量相當多，特別是香蕉，一百克（約一根香蕉）當中就含有三百毫克，而每人一天的寡糖攝取量大約需要三～五克；加上香蕉的膳食纖維也很豐富，對腸道的好處很多。

豆漿及蜂蜜中也含有很多寡糖，**早上沒時間吃早餐的人，最好吃一根香蕉搭配豆漿作為早餐**。原本不吃早餐的人，這樣吃就能夠改善排便狀況，可說是一道「強力抗便秘食譜」。

如果想積極攝取寡糖，還可以利用市售的「寡糖甜味劑」。卡路里只有砂糖的一半，但甜味比砂糖還要強烈。它的甜味不會很黏膩，而是有清爽的餘味，有些人覺得這個味道比砂糖更好，做菜時也可以取代砂糖。寡糖甜味劑公認可預防血糖上升，它不會被胃和小腸消化吸收，攝取後血糖值不容易上升，能幫助對抗生活習慣病。

【乳酸菌】東方好菌飲食，有效預防腸道疾病

●攝取「植物性乳酸菌」，直接養成快便腸道

乳酸菌和寡糖一樣，能增加腸道中的有益菌，調整腸道環境。在藥局販售的整腸錠「表飛鳴」，拉肚子時常被作為處方藥，它的主要成分就是比菲德氏菌，可以有效改善排便。

但是表飛鳴屬於醫療用品，一般人最好還是由飲食中攝取乳酸菌。含乳酸菌的食物以優酪乳、起司為代表，一種是以動物奶繁殖的「動物性乳酸菌」；另一種味噌、醃漬類食物，則是以葡萄糖繁殖的「植物性乳酸菌」。

多項研究顯示，植物性乳酸菌比較容易抵達腸道、進行繁殖。動物性乳酸菌多半在胃液及腸液中就滅絕了，難以存活抵達腸道深處。相對的，**植物性乳酸菌的生命力特別強，可以對抗酸鹼及溫度變化，不會在胃及腸道中死絕，可以活著抵達腸道。**

每天吃醃漬菜、味噌湯，就能攝取足夠乳酸菌

亞洲自古以來就以米及大豆作為主食，這些食材發酵製成的味噌及醬油也是日常飲食的一部分。醃漬物、米酒等發酵食品，深根於東方飲食文化當中，古人都是透過飲食自然攝取植物性乳酸菌。也就是說，只要正常飲食，就不會乳酸菌不足。

現代隨著飲食西化的影響，飲食中的發酵食品攝取量減少。許多專家指出，**便秘、大腸癌、大腸息肉以及其他腸道疾病的患者激增，都與飲食習慣改變有關。**

因此，務必要刻意提醒自己「攝取植物性乳酸菌」。富含植物性乳酸菌的食材就是前面提過的發酵食品，含量特別豐富的有紫葉漬菜、野澤漬菜、酸莖漬菜；韓國泡菜、德國酸白菜（醃高麗菜）也含有許多乳酸菌。**每天吃一～二塊醃漬菜、喝一碗味噌湯，就能攝取足夠的乳酸菌。**

【膳食纖維】降低大腸癌機率的「保水食物」

只吃「好消化」的食物，反而容易罹患大腸癌

膳食纖維不僅能促進排便，對身體也有許多好功效。以前膳食纖維都被當作「沒營養的食物殘渣」，例如現在我們把「豆渣」視為健康食品，以前卻是家畜的飼料。膳食纖維開始受到矚目，是在第二次世界大戰後，醫師發表研究報告，發現歐洲不斷增加的便秘、大腸癌等病例，在非洲極為少見。

英國醫師巴奇特（Dennis Burkitt）曾經比較非洲人與英國人一天的排便量，非洲人排便量是英國人的五倍以上。他也比較了兩者在進食之後，到食物變成糞便排出體外的時間，發現排便量越多、時間越短。

巴奇特醫生的結論是：**「如果光吃容易消化的食物，消化完畢的氣體，長時間停留在大腸內，一直沒有排出體外，便容易衍生大腸癌等疾病。」**

每天攝取二十五克膳食纖維，維持最佳健康狀態

膳食纖維之所以能促進排便，是因為它有「保水」的特性，能使糞便變軟、增加排便量。部分膳食纖維經腸道細菌分解，會轉變成「短鏈脂肪酸」，裡面有一種叫做酪酸的成分，是提升大腸運作力的能源，因此多攝取膳食纖維就能改善腸道環境。

最新醫學研究也發現膳食纖維有許多好處。例如大家都知道膳食纖維能有效預防肥胖及生活習慣病，這是因為膳食纖維具有「黏性」，溶於水中時會有黏稠果凍狀的特性，和蓮藕的「果膠」，以及蒟蒻、芋頭的「葡萄糖甘露蜜」相同。食物在體內消化時呈果凍狀，就可以緩慢移動，**讓血糖不會突然上升，並使膽固醇下降。**

此外，由膽固醇及糞便產生的膽汁酸，會吸附在有害物質表面，隨著糞便排出體外。在動物實驗中證實，戴奧辛致癌物質可以跟著膳食纖維的黏性排出體外。

日本衛生署建議成年女性一天應攝取膳食纖維二十～二十一克，男性應攝取二十六～二十七克以上。日本肥胖學會則指導肥胖的人，一天膳食纖維攝取量必須超過三十克以上。綜合前述資訊，**我提倡每人每天應攝取二十五克的膳食纖維。**

蔬菜不等於「膳食纖維」！快便需要黃金比例

不是每種蔬菜，都含有豐富膳食纖維

說到膳食纖維，多數人都會認為是以沙拉為代表的葉菜類蔬菜。雖然沒有錯，但是我希望大家能釐清概念，理解「蔬菜不等於膳食纖維」。

請看看第137頁介紹的圖表。蔬菜確實含有比較多膳食纖維，但若要進一步說哪一類的膳食纖維含量更豐富，則是根莖類、菇類會比葉菜類的含量多。海帶芽、昆布等海草類，水果乾當中膳食纖維也相當豐富。

膳食纖維依其性質及成分可區分為「不溶性膳食纖維」及「水溶性膳食纖維」。前者指的是不會溶於水中的膳食纖維，以纖維質豐富的**萵苣及高麗菜**為代表。後者指的是可溶於水中的膳食纖維，以**昆布**、**海帶芽**等為代表。含有豐富低分子海藻酸鈉的海藻類，以及**蘋果**等富含果膠的果實，也有很多水溶性膳食纖維。

吃大量蔬菜反而讓便秘惡化，為什麼？

水溶性膳食纖維能將細胞儲存的物質及分泌物，溶解於腸道的水分中，並連同食物的水分一起膠化（變成果凍狀）。相反的，不溶性膳食纖維由於不溶於水，它會大量吸收腸道中的水分，使糞便增量。因此想要排便順暢，**兩種膳食纖維都很重要**。

常有人說：「為了大量攝取膳食纖維，努力吃了很多蔬菜，可是便秘的情況不但沒有改善，甚至更加惡化了。」這是由於過度偏頗地攝取不溶性膳食纖維，吃太多玄米（不溶性膳食纖維較多）也會發生同樣的狀況。因為糞便中的水分過少，導致糞便變硬不容易通過腸道，還可能造成強烈的腹脹感。

【膳食纖維】常見食材一覽表

到底該如何攝取蔬菜呢？排便效果最好的吃法是：

Ⓐ類蔬菜：Ⓑ類蔬菜

＝　2　：　1

這是我多年以來推行的「快便黃金比例」蔬菜飲食法

Ⓐ不溶性　膳食纖維含量較多			
✱ 鴻喜菇	✱ 杏鮑菇	✱ **金針菇**	✱ 蘑菇
✱ 黑麥	✱ **麵包**	✱ 小米	✱ 藍莓
✱ **玄米**	✱ 苦瓜	✱ 秋葵	✱ **花椰菜**
✱ 南瓜	✱ 納豆	✱ 稗（一種草本植物）	

Ⓑ水溶性　膳食纖維含量較多			
✱ **白蘿蔔**	✱ 牛蒡	✱ 紅蘿蔔	✱ **芋頭**
✱ 地瓜	✱ 無花果	✱ 紅蔥頭	✱ 百合
✱ 高麗菜芽	✱ **金桔**		

Ⓒ兩類纖維　含量均衡	
✱ 嫩豆腐	✱ 馬鈴薯
✱ 葡萄柚	✱ 酪梨

快便黃金比例：不溶性纖維vs.水溶性纖維「二比一」

兩類膳食纖維到底要以什麼樣的比例攝取最好呢？請先記住不溶性與水溶性膳食纖維的比例為「二比一」。這是我實際請便秘患者試驗，排便效果最好的比例，並以此為基礎進行便秘治療。

實驗時，我讓慢性便秘患者飲用一種由水溶性膳食纖維製成的飲料（主要成分是多醣體「聚葡萄糖」），然後同時攝取不溶性膳食纖維，在嘗試過各種比例後，發現每天攝取「水溶性膳食纖維七克、不溶性膳食纖維十四克」，促進排便最有效。

蔬果測量「一杯法則」，這樣吃腸道天天暢通

●善用「一杯法則」，輕鬆達成每日纖維攝取量

有便秘困擾的人，請把「一天攝取二十五克的膳食纖維」作為目標。除了萵苣、高麗菜等蔬菜，海藻類及水果等水溶性膳食纖維也要多吃。

平常會做料理的人，可以善用「一杯法則」，烹煮膳食纖維豐富的料理。**一杯法則就是將蔬菜及水果等食材，放進二百毫升的量杯中測量重量，然後再運用下頁的食物分析表，找出膳食纖維含量。**做菜的時候就可以立刻知道，應該要放多少的蔬菜，才能攝取到足夠的膳食纖維。

立刻測量膳食纖維的【一杯法則】

食物名稱	一杯所含食物分量	一杯所含膳食纖維分量	一杯的熱量（kcal）
牛蒡（亂刀絲狀）	90	5.1	59
蒟蒻（一大塊）	155	4.7	11
菠菜（切大塊）	35	1.0	7
洋蔥（切碎丁）	105	1.7	39
高麗菜（一口大小）	40	0.7	9
紅蘿蔔（滾刀切塊）	120	3.0	44
蒜苗（切小段）	85	1.9	24
馬鈴薯（切丁）	115	1.5	87
芹菜（薄片）	90	1.4	14
日本南瓜（一口大小）	95	2.7	47
香菇（薄片）	50	1.8	9
青椒（滾刀切塊）	85	2.0	19
番茄（瓣狀）	150	1.5	29
蘋果（1/4片狀）	100	1.5	54
芒果（湯匙挖一勺）	145	1.9	93
藍莓（整顆）	120	4.0	59
草莓（對半切）	115	1.6	39
香蕉（薄片）	130	1.4	112
鳳梨（1/4片狀）	135	2.0	69
奇異果（中間對切）	140	3.5	74

外食吃蕎麥麵、義大利和西班牙料理，一次補足快便食材

經常外食、沒時間下廚的人，只需要一點小訣竅就能增加膳食纖維的攝取量。

首先，**早餐吃「一根香蕉與豆漿」的組合就夠了**（某些便利商店、咖啡館也開始賣香蕉一類水果，可以多加利用）。有時間的話，也可在飲食中加入橄欖油，用麵包沾著吃。

午餐買便當的配菜盡量選蔬菜，再外加一些膳食纖維多的蘋果或水果乾，或是在家事先切好水果裝在保鮮盒裡，在主食之外添加膳食纖維。

外食建議選擇日本蕎麥麵或地中海式飲食（請參考第151頁）。**蕎麥麵是碳水化合物當中，膳食纖維最豐富的食物。**

地中海式飲食相當於義大利或西班牙料理。除了番茄、蔬菜等膳食纖維豐富的食材外，還含有能促進腸道蠕動的橄欖油，可以一次攝取所有能改善便秘的食物，是很棒的菜單組合。

【橄欖油】便秘急救幫手，沒副作用的「天然瀉藥」

兩千多年以前，橄欖油就被當作「天然瀉藥」

「只是喝橄欖油，便秘就改善了。」

很多人或許會覺得不可思議，為什麼橄欖油會對便秘有效呢？在歐美，橄欖油從西元前就被當作一種天然的瀉藥使用。現今在義大利，小孩子便秘了也會讓他們喝橄欖油。這是為什麼呢？

食物的營養成分多半在小腸被吸收，油也不例外，但橄欖油與其他種類的油不同。實驗證明，攝取較多的橄欖油時，小腸的吸收量比較少。**表示橄欖油進入體內後，可以順利由小腸抵達大腸，並且會留在大腸中促進腸道蠕動。**

●每天攝取一～二匙橄欖油，潤腸排便好順暢

治療便秘時，我一開始給患者嘗試的飲食療法就是橄欖油。對於有重度便秘和瀉藥依賴症的患者，能運用中藥獲得初步改善。不過有些人成效很好，但相對卻有六個人用此療法無效。因此我再次翻開醫學教科書，書中介紹橄欖油可以作為「瀉藥」，所以採用這個方法。

我讓患者在服用中藥的同時也喝橄欖油，所有人排便都變順暢，最後成功戒除瀉藥。其中有人甚至單用橄欖油就能控制便秘的狀況。雖然大量攝取油脂並不好，但只要適量，一點也不需要擔心會有副作用。

我現在都建議患者，**一天攝取一～二大匙的「特級初榨橄欖油」，作為對抗便秘的對策**。所謂特級初榨橄欖油，就是沒有在工廠精製處理的生橄欖油。簡單來說，可以想成是直接將橄欖的果實搾汁，所取得的原味果汁。

●變化橄欖油新吃法，最方便的便秘急救好物

生橄欖油依照香氣及純度等還會區分等級，其中品質最高的就是特級初榨橄欖油，各大超市皆有販售。這種油可以直接攝取，但若想要每天吃不膩，最好還是加入料理中一起食用。我建議用麵包沾著吃，或作為沙拉淋醬、加入杯麵吃。

日本三一一大地震之後不斷傳出有災民便秘，當時我接受新聞採訪提出的抗便秘的對策，就是攝取特級初榨橄欖油。我曾親身嘗試，味道並不差。現在有些杯麵會加入橄欖油，但如果想有效對抗便秘，最好還是自行添加橄欖油。

因食物不足便秘的時候，隨身攜帶橄欖油就很方便。出國旅行因飲食改變而排便困難時，立刻攝取大量橄欖油，一定可以改善便秘。

【快便三大營養素】鎂、維生素C、麩醯胺酸

鎂　一天至少吃一種含鎂食物，軟化乾硬糞便

鎂是一種礦物質，有促進腸道運作的功效。吃進口中的鎂有二十五～六十%被小腸吸收，剩下的鎂會移動到大腸，**充分吸收大腸中的水分，使糞便變軟。**前面介紹過氧化鎂的瀉藥，就是利用這種特性促進排便。

鎂還能調節體溫及血壓、緩和肌肉緊繃、具有儲存和消耗細胞能量等功效，是身體代謝不可或缺的礦物質。

鎂和乳酸菌、膳食纖維一樣，在東方飲食中含量豐富，例如**昆布**、**菠菜**、羊棲菜、玄米、納豆、**牡蠣**、柴魚、芝麻、柿子乾、**地瓜**、**落花生**等，請參照下頁食材表，每天最少選擇一種食材吃。

【鎂】含量豐富的食材表

一天至少吃一種含「鎂」食物，軟化乾硬糞便

食材	每100克含量（單位：毫克）
生海帶芽	110
烤海苔	300
生蛤蠣	100
黃豆粉（整顆黃豆）	240
昆布（鹽漬）	190
菠菜（水煮）	40
玄米	110
納豆	100
牡蠣（貝類）	74
柴魚（新鮮漁獲）	42
柿子乾	26
香蕉	32
地瓜	25
落花生	100
羊棲菜	620

維生素C 促進腸道蠕動，吃過量也不傷身

維生素C不只能美容肌膚，根據研究它也對便秘很有幫助。維生素C的主要成分為抗壞血酸，進入腸道後會變成乳酸菌的糧食，可增加腸道內的有益菌。

維生素C在腸道分解時會產生氣體，而這種氣體能使腸道運動變活潑，它的壞血酸成分也能使糞便變軟。

人在承受壓力時會大量消耗維生素C。身體為了對抗壓力會分泌一種叫腎上腺素的荷爾蒙，使血壓上升，而生成腎上腺素需要大量維生素C。因此想讓身體的防禦機制正常運作，就必須要攝取充足的維生素C。

維生素C的攝取量，並沒有限定需要多少，攝取過量會自然排出體外，因此不需要在意攝取量，多吃含有維生素C的蔬菜及水果比較重要。如果飲食中缺乏，也可以用營養補給品來補充。醫學已經證實，早上起床後，將五十毫克的維生素C與一杯水一起飲用，能夠幫助排便。

富含【維生素C】的食材

每天起床後，喝一杯富含「維生素C」果汁，有助排便

食材	每100克含量（單位：毫克）
芭樂	220
紅甜椒	170
高麗菜芽	160
巴西利	120
青花菜	120
苦瓜	76
奇異果	69
草莓	62
現榨檸檬汁	50
西印度櫻桃 （添加10%新鮮果汁）	120

麩醯胺酸

韃靼牛肉、蛋酒能增加腸道免疫力

我曾經問過一位法國患者：「法國人感冒發燒、沒有食慾的時候，都吃什麼？」

他回答：「吃優質的韃靼牛肉。」

聽到這個答案我心想「原來如此啊」。因為韃靼牛肉使用生牛肉製成，生牛肉中含有相當多能合成麩醯胺酸（Glutamine，又稱穀氨醯胺）的蛋白質，而麩醯胺酸是小腸運作不可或缺的重要營養素。

在第三章中介紹過，人體大部分的免疫細胞皆集中於小腸壁，是守護身體不生病的重要器官，因此輔助小腸運作的麩醯胺酸非常重要。

麩醯胺酸由蛋白質氨基酸等物質在體內合成，只要正常飲食就不會缺乏，但若遇到手術必須禁食，或感冒、減肥、身體承受壓力等緊急情況時，麩醯胺酸會被大量消耗，這也說明了為何小腸是人體重要的免疫器官。

●吃生肉、大麥補充豐富「蛋白質」，有助於修復腸道黏膜

麩醯胺酸存在於小腸黏膜的淋巴球及白血球，有修復小腸黏膜、提升黏膜細胞運作、促進吸收的功效。因為有麩醯胺酸，小腸才能維持正常運作，守護我們的身體抵抗病原菌及異物侵害。日本有一個說法是感冒的時候要喝「蛋酒」，這就跟韃靼牛肉一樣，是可以提高免疫力的先人智慧。

製做韃靼牛肉的食材有生牛肉、生雞蛋、生魚之外，還有發芽的大麥等。特別是大麥，以前會加工製成乾麥片食用。為了方便咀嚼，麥子的四十～五十％都會被削除，而其中含有不少麩醯胺酸及膳食纖維，還有維生素、礦物質等營養成分。因此之後又再研發出發芽大麥，讓麥子柔軟容易食用。

將發芽大麥加入米飯中炊煮相當美味，吃起來很甘甜。如果再加上有豐富麩醯胺酸豐富的生魚、調味過的生柴魚，則又是另一種營養滿分的美味料理。

「地中海式飲食」是最好的便秘特效藥！

預防心臟病與動脈硬化的「模範飲食法」

有種菜單能一次攝取所有快便食材，那就是「地中海式飲食」。

地中海式飲食是希臘、西班牙、義大利部、摩洛哥等地中海沿岸地區的傳統飲食。這種飲食方式之所以受到注意，是來自一九六〇年代所進行的一項調查。

明尼蘇達大學公共健康學系的安瑟基斯教授，針對世界七個國家進行調查後發現，**地中海地區國家的人平均壽命較長，心臟病及動脈硬化的發生率極低。**這項研究結果使地中海式飲食受到高度關注，而它本來卻被認為是「貧困的飲食方式」。

哈佛大學公共健康學系的威利特教授甚至描述；「地中海式飲食為預防醫學的模範飲食法」，並發表了長達一百六十九頁的地中海式飲食金字塔圖。

地中海料理兩大特色：橄欖油、少肉類

地中海式飲食的特徵是使用橄欖油入菜，每天攝取義大利麵等穀類、新鮮水果及蔬菜，搭配豆類、新鮮魚貝類與適量的乳製品，作為蛋白質來源。將肉類攝取量減少至最低限度，形成良好的營養平衡。

料理時不可缺少的橄欖油，不只在炒菜與製作醬料時使用，烤魚會事前淋上一些，**燙煮食物也會在水中加少量的橄欖油**，西班牙傳統餅乾中也會加入橄欖油，總之就是在飲食中貫徹使用橄欖油。**吃飯時喝少量紅酒**，也是地中海式飲食的特色。

研究報告指出，橄欖油中的豐富的油酸不僅能減少血液中的壞膽固醇，還能增加好的膽固醇數量。因此美國食品藥物管理局（ＦＤＡ）建議高脂血症患者一天吃兩大匙橄欖油，特別是整體膽固醇數值偏高的「高膽固醇血症」，以及低密度脂蛋白偏高症狀。

地中海人愛吃「橄欖油」，腸道很少生病

多項研究顯示，地中海區域的克隆氏症、潰瘍性大腸炎等腸道疾病發病率非常低，**所以地中海式飲食還被視為「遠離腸道疾病的料理」**。相比之下，歐洲其他地區沒有使用橄欖油的習慣，在肉類、奶油、乳製品攝取量多的北歐地區，腸道疾病的發病率相對較高。

目前罹病人數激增的大腸癌，在地中海式飲食區發病率也相當低。這種發病率的差別可以想見，是由於肉類及乳製品攝取量不同，與料理用油的差異。因為一般植物油含有大量「亞油酸」脂肪酸，亞油酸攝取過多，會使壞膽固醇的含量上升，引起腸道炎症。

橄欖油雖然是植物油，但亞油酸含量非常少，擁有豐富的油酸。油酸則有減少壞膽固醇、增加好膽固醇含量的功效。

【地中海式飲食】食物金字塔

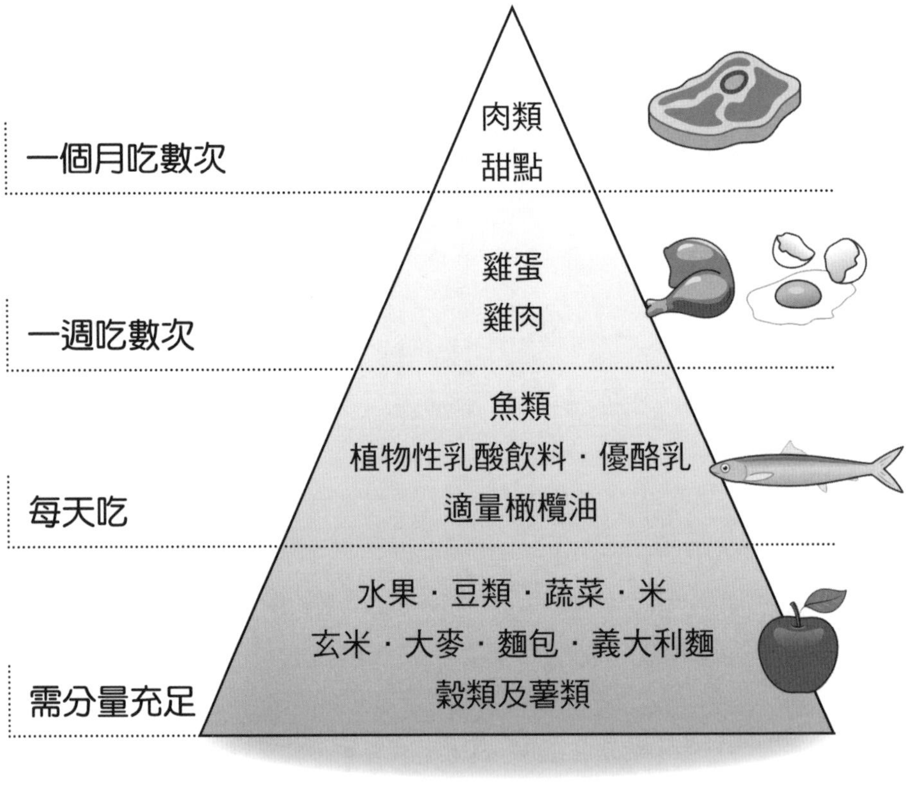

改良式地中海減肥法，三週瘦三公斤！

容易持久又不復胖的「地中海減肥法」

一般減肥都會因克制食慾產生壓力，而無法長久持續。雖然一開始都會快速瘦下來，但不久後就會進入停滯期，很多人此時會不小心暴食復胖。**但採取地中海式飲食減肥的很少人復胖，而且減肥也容易長期持續。**

美國布萊罕婦科醫院臨床營養部的部長麥格納曼，曾經以一百八十二名肥胖者為對象，調查節食效果。麥格納曼將實驗對象分為兩組，A組採取地中海式飲食，攝取橄欖油飲食；B組則採取低脂肪食物飲食，進行為期長達一年六個月的追蹤調查。

採取地中海式飲食的A組，能持續節食到最後的佔五十四％，但B組隨著時間拉長脫隊人數越來越多，能夠持續到最後的只有十九・六％。關於復胖的狀況，A組在十個月之後，還能維持減重五公斤，但B組則開始恢復原本的體重。

●吃地中海料理，能改善血糖值和中性脂肪

以色列學者沙利（Iris Shari）等人，曾以三百二十二人為對象，進行正式的減肥法比較調查，這份研究報告發表於二〇〇八年世界權威的醫學雜誌「新英格蘭醫學雜誌」中。

研究中比較「低脂肪減肥法」、「低碳水化合物減肥法」，以及「地中海式減肥法」。結果顯示地中海式減肥法持續到最後的比率有八十五%，雖然比低脂肪減肥法的九十%稍低，但實際減重的BMI值（測量肥胖指標的身高體重指數，將體重公斤數除以身高公尺數的平方），則是地中海式與低碳水化合物減肥法成績較優。

整體來說，**地中海式減肥法的持續率高，減重效果也比較好。在改善血糖值方面，三種減肥方式中，地中海式減肥效果最好**，壞膽固醇大幅減少，好膽固醇數值提升，甚至有降低中性脂肪的效果。

「纖維質減肥法」遠離便秘，三週瘦三公斤

事實上，我也建議想減肥的便秘患者，進行改良自地中海減肥法的「纖維質減肥法」。地中海式飲食除了節制熱量攝取外，一天也要攝取二十五克以上的膳食纖維。

如同前面提過的，二十多歲的女性便秘患者，多半都是因為減肥。許多人都是用極端錯誤的方法減肥，例如不吃早餐、只吃單一食材、完全不吃碳水化合物等。因此造成膳食纖維等，能夠成為糞便的原料不足，進而發展成便秘。其實一天只要攝取二十五克的膳食纖維，就能避免便秘。

由於膳食纖維沒有熱量，所以在減肥的過程中，可以多吃膳食纖維豐富的低卡路里食材。選擇食物的時候，請巧妙運用第159～161頁表格的F・I值（纖維指數Fiber Index）。這是我以日本食品成分表為基準，算出食品每一百克當中熱量與膳食纖維的比率。**F・I值越低膳食纖維越高，就是越符合低卡路里的「優秀食材」**。表中可以看到有「寒天」等F・I值相當低的食物，但同類食品不一定都相同。

例如主食選擇水煮蕎麥麵或玄米，搭配菠菜或青花菜等蔬菜，**從各類食物中選擇低F・I值的食物，不但能改善便秘還能減肥。**雖然肉類及魚類幾乎不含膳食纖維，但脂肪及蛋白質也是不可或缺的營養素，只要搭配吃膳食纖維即可。而S・F值是指整體膳食纖維中，水溶性膳食纖維所含的百分比。運用這種「纖維質減肥法」，有人三週就成功瘦下三公斤。

地中海式飲食為地中海地區的傳統料理，亦被科學證實是一種健康的生活方式，並於二〇一〇年登記為世界無形文化遺產，相信這種飲食方式今後會更加受到注目。

膳食纖維食物與F・I值、S・F值

	食物名稱	熱量（kcal）	膳食纖維總量（g）	水溶性纖維（g）	不溶性纖維（g）	F・I值	S・F值
蔬菜	洋蔥（水煮）	31	1.7	0.7	1.0	18	41
	番茄	19	1.0	0.3	0.7	19	30
	玉米（水煮）	99	3.1	0.3	2.8	32	10
	地瓜（蒸煮）	131	3.8	1.0	2.8	34	26
	馬鈴薯（蒸煮）	84	1.8	0.6	1.2	47	33
豆類・海藻類	寒天（還原）	3	1.5	-	-	2	-
	髮菜	4	1.4	-	-	3	-
	海帶芽（還原）	17	5.8	-	-	3	-
	豆渣	111	11.5	0.4	11.1	10	3
	大豆（水煮）	180	7.0	0.9	6.1	26	13
	納豆	200	6.7	2.3	4.4	30	34
	蠶豆（水煮）	112	4.0	0.4	3.6	28	10
水果	藍莓	49	3.3	0.5	2.8	15	15
	奇異果	53	2.5	0.7	1.8	21	28

	食物名稱	熱量（kcal）	膳食纖維總量（g）	水溶性纖維（g）	不溶性纖維（g）	F・I值	S・F值
水果	草莓	34	1.4	0.5	0.9	24	36
	無花果	54	1.9	0.7	1.2	28	37
	酪梨	187	5.3	1.7	3.6	35	32
	蘋果	54	1.5	0.3	1.2	36	20
	葡萄柚	38	0.6	0.2	0.4	63	33
	香蕉	86	1.1	0.1	1.0	78	9
	葡萄	59	0.5	0.2	0.3	118	40
穀類・麵類	黑麥麵包	264	5.6	2.0	3.6	47	36
	蕎麥麵（水煮）	132	2.0	0.5	1.5	66	25
	稗	367	4.3	0.4	3.9	85	9
	義大利麵（水煮）	149	1.5	0.4	1.1	99	27
	小米	364	3.4	0.4	3.0	107	12
	麵包	264	2.3	0.4	1.9	115	17
	玄米（炊煮）	165	1.4	0.2	1.2	118	14
	烏龍麵（水煮）	105	0.8	0.2	0.6	131	25
	精緻白米（炊煮）	168	0.3	0	0.3	560	-

	食物名稱	熱量（kcal）	膳食纖維總量（g）	水溶性纖維（g）	不溶性纖維（g）	F•I值	S•F值
蔬菜	鴻禧菇（水煮）	21	4.8	0.2	4.6	4	4
	蘑菇（水煮）	16	3.3	0.1	3.2	5	3
	秋葵（水煮）	33	5.2	1.6	3.6	6	31
	青苦瓜	17	2.6	0.5	2.1	7	19
	黃麻（水煮）	25	3.5	0.8	2.7	7	23
	青花菜（水煮）	27	3.7	0.8	2.9	7	22
	牛蒡（水煮）	58	6.1	2.7	3.4	10	44
	生菜	12	1.1	0.1	1.0	11	9
	小黃瓜	14	1.1	0.2	0.9	13	18
	高麗菜（水煮）	20	2.0	0.5	1.5	10	25
	紅蘿蔔（水煮）	39	3.0	1.0	2.0	13	33
	南瓜（水煮）	60	3.6	0.8	2.8	17	22

第 8 章

溫和促進排便的「便秘漢方治療」

中藥的副作用較低、藥性溫和，
適合在便秘治療過渡期使用

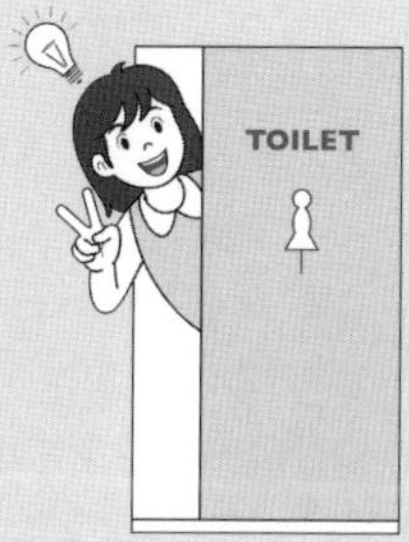

在第六章已經介紹過，治療瀉藥依賴症時加入中藥配合，有不少人都能順利將瀉藥減量，甚至完全擺脫瀉藥。市面有很多用於緩解便秘的中藥，巧妙運用的話，對便秘自我照護非常有效。

改善飲食卻還是無法排便時，只要追加服用中藥，經常都有不錯的效果（瀉藥依賴症的狀況除外）。但部分中藥也包含蘆薈、蕃瀉葉、大黃等成分，會刺激大腸且副作用很強，並不是所有中藥都是無害的。

因此，本章將介紹緩解便秘該使用什麼中藥，才能將副作用降至最低。

中藥＋橄欖油，有效擊退便秘、瀉藥依賴症

中藥不是萬靈丹，一樣要慎防有害成分

日本衛生署認可「改善便秘」的中藥有十一種，中藥店裡也有賣煎藥。只是這些中藥裡，大多添加了蕃瀉葉、大黃等藥材。

大黃（將大黃屬的根莖乾燥後製成的瀉藥）及蕃瀉葉（葉子可以作為便秘藥使用的豆科植物），或添加了蘆薈的蒽醌類瀉藥，長期服用會使大腸產生色素沉澱，嚴重的話會導致排便困難，因此不建議使用。

防風通聖散及麻子仁丸是上述成分較少、副作用不明顯的中藥，但在已經大量服用蒽醌類瀉藥的狀況下，也僅建議暫時服用中藥，不適合長期使用。

不刺激大腸，就能促進排便

「防風通聖散」是由防風（傘形科植物，將根或莖乾燥製成）、黃芩（唇形科植物，將黃芩去皮後的根乾燥製成）等十一種藥材製成的中藥。成分含有大黃，分量只是便秘用藥「大黃甘草湯」的四分之一，不過長期服用還是會產生大腸色素沉澱。

防風通聖散能夠降體熱，改善體內水分循環，能幫助排便順暢。也特別適合肥胖的人服用，有治療肥胖的效果。防風通聖散中的成分「芒硝」（天然水合硫酸鈉），也可促進排便。

痲子仁丸主要成分為痲子仁（一種桑科痲的果實），搭配六種其他藥材製作而成，其中具有瀉藥功效的就是痲子仁。**痲子仁丸所含的大黃含量較高，除非萬不得已，否則不建議使用。**而且痲子仁丸長期服用，也會使大腸色素沉澱。

不論是芒硝或痲子仁，特徵都是它們只對小腸發生作用、促進排便，**不會對大腸造成過度刺激，就能得到瀉藥的效果。**

中藥通便只是輔助，改變飲食才是根本之道

關於防風通聖散的效果，已有完整的實證。我曾經以一百八十七位便秘患者為對象，請他們服用防風通聖散，來試驗這種中藥的功效。一百八十七人中，有九十六名患者有大腸色素沉澱，其中七十%的人，排便狀況都變好了。而沒有大腸色素沉澱的人，排便變順暢的比例高達八十八%。

另外又以六十四名便秘患者為對象，讓他們在服用防風通聖散時，同時食用橄欖油。兩週之後調查排便狀況，所有患者排便都得到改善。有大腸色素沉澱的四十名患者，也全部成功降低了瀉藥用量。

由這項調查結果可知，**如果是一般的便秘患者，服用防風通聖散一定能看到效果**，但仍要謹記「瀉藥不是治療便秘的根本方法」。治療便秘還是必須以飲食為中心，從生活習慣開始改善才對。在此前提之下，如果還是排便困難，再吃中藥輔助。

薄荷熱敷法&薑泥薄荷茶，改善便秘不必吃藥

天天喝「薑泥薄荷茶」，加速全身代謝

中藥飲品比中藥更容易準備，用來改善便秘相當方便。把中藥材做成飲品或許有些難以想像，但這與常見的香草茶相同，都是以藥用成分植物來泡製飲品（中藥中的藥材還包括動物、礦物），例如紫蘇、薑及魚腥草等，自古就會用來製成養生茶飲。

此處想向便秘患者推薦的是「薑泥薄荷茶」，改善便秘需要攝取一定的水分，而這個飲料可直接當開水大量飲用。胡椒薄荷自古以來就是中藥裡的健胃整腸劑，**能使累積在腸道的氣體排出，並預防腸道痙攣**，防風通聖散中也有這個藥材。

製作胡椒薄荷飲料只要使用市售的胡椒薄荷茶（薄荷茶）、薑及寡糖。

薑是另一個代表性的藥材，幾乎所有中藥都有添加。它與胡椒薄荷一樣，可以促進腸胃運作。薑溫暖身體的功效也很強，除了促進血液循環，還能幫助水分代謝，對

手腳冰冷的便秘患者特別有效。

不少人輕微便秘只要喝了薑泥薄荷茶就能改善。而且還能促進新陳代謝、消除水腫，也有人意外獲得減肥功效。對於同時有便秘及肥胖煩惱的人來說，是一種相當實用的飲料。

●醫院用來促進腸道蠕動的「薄荷熱敷法」

醫院如果有進行腹部手術的患者，想排解暫時性便秘或累積在腸道的氣體，會將毛巾泡到有加薄荷精油的熱水裡，稍微擰乾後，把熱毛巾放在腹部，進行「薄荷熱敷法」（參照第200頁）。由經驗得知，進行薄荷熱敷，可以幫助於患者排出腸道氣體。

胡椒薄荷還有使人出汗的功效。因為薄荷能使血管擴張，促進血液循環、幫助代謝，使身體溫暖起來。

強身健腸【薑泥薄荷茶】

準備工具

- ✱ 胡椒薄荷茶包……1 個
- ✱ 檸檬汁……1 大匙
- ✱ 生薑泥……1 片
- ✱ 寡糖……適量

1 將胡椒薄荷茶包放進一杯熱水中，泡至散發薄荷香味

▼

2 加入薑泥充分攪拌

▼

3 加入檸檬汁與適量的寡糖

注意事項

- ✱ 可以一次多泡一些放在冰箱，但要盡早飲用完畢。
- ✱ 有手腳冰冷症狀的人，熱飲較佳。

第 9 章

馬上消除壓力的「快便腸道」養成法

紓解各種生活壓力，
腸道放鬆、便秘就會消失

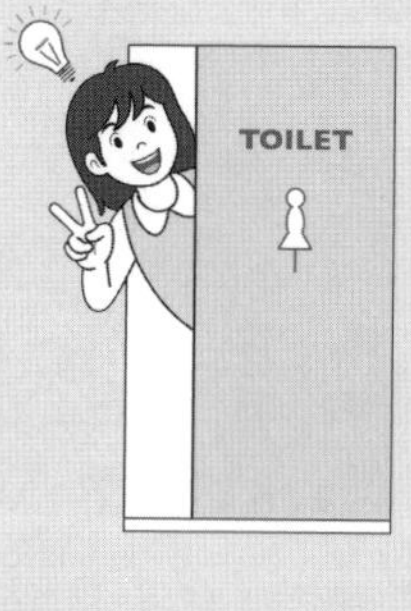

大家都有過旅行時短暫便秘的情況吧，這一類便秘是壓力所造成的。腸道非常敏感、容易受到精神狀態影響，只要心裡有壓力，就會抑制腸道蠕動，因此引起便秘。

在便秘專科門診裡，我會建議患者用一些方法消除心理壓力、緩和緊張的情緒，維持「輕鬆腸道」。對於沒有便秘過的人，或改善飲食但仍便秘的患者、因工作累積過多壓力的人來說，這些紓壓方法十分有效。

本章中將介紹「養成輕鬆腸道」的紓壓對策，大家可以從中選擇適合自己的方式來實行。

聽音樂，就可以改善便秘？

音樂使大腦分泌「快樂荷爾蒙」，腸道也會跟著變活潑

大家是否有注意到，某些百貨公司的廁所有播放音樂？因為聽著音樂上廁所，全身也不知不覺放鬆了。人在聽自己喜歡的音樂時，能忘記不愉快的事。

醫學報告指出，我們在聽音樂心情飛揚時，腦內的紋狀體（大腦基底核的主要構造）會分泌讓人快樂的「多巴胺」物質，此即醫界所定義的「音樂療法」，也就是聽音樂之後會得到放鬆的被動式療法。

事實上音樂不只會讓心情變愉快、改善自律神經運作，也能夠提升腸道蠕動。我除了醫生的工作以外，也非常喜歡音樂，曾經執筆音樂類的書。由於這樣的背景，一直以來我都在思考，是否能運用音樂療法幫助便秘患者。

有一次，我在電視節目中進行「音樂影響心跳次數」的實驗。實驗內容是讓受試

者用耳機聽查克斯菲德管弦樂團（Frank Chacksfield and His Orchestra）演奏的「迷濛（Misty）」曲子。

這首曲子是一分鐘約六十拍的「慢節奏」音樂。從過去的研究中已經得知人類本能會感覺舒服的節奏，是比一分鐘一百拍稍慢的慢節奏音樂。在節目裡，我們用心跳測量儀觀察受試者的變化。**實驗開始前受試者原本一分鐘平均六十五次的心跳，聽了音樂以後慢慢下降，最後降低到約五十五次。**

受試者表示「聽音樂的時候，心情變放鬆。好像能感覺到腸胃運作變活潑」。聽著慢節奏音樂心跳次數下降，表示自律神經當中的副交感神經變活躍，不僅有放鬆的效果，也意味腸胃的運作跟著變好了。

●精神科「音樂療法」，提升腸道排便力

由於前述的實驗，我開始請便秘患者試做音樂療法。具體做法是建議他們**在排便的時候聽慢節奏音樂，並以沒有歌詞的演奏樂為主**，這是為了避免集中精神聽歌詞。

將選好的曲子預先存在小型播放器中，排便的時候聽。喜歡音樂的患者親身體驗過後，都說「變得能夠放鬆了、上廁所不再痛苦」，好評不斷。像這樣「製作自己專屬專輯」的步驟，在音樂療法中相當於「參與音樂」的過程，是精神分析家同時也是作詞家的北山修教我的。

根據北山的理論，配合當時心情錄下喜歡的曲子，並自己安排順序，相當於精神科的一種拼貼療法，或稱沙遊療法，是為了表現無法用言語傳達的情緒，而製作沙箱，作為治療的手段（在箱子裡放入沙子和小道具，由患者自行擺設，藉此達到溝通治療的效果）。

現在就挑選一些自己喜歡的曲子，製作一張自己專屬的音樂專輯吧。

重整「自律神經」的心理減壓訓練

● 生活、工作壓力大，便秘如影隨形

近年來「自律訓練法」作為一種解除心理壓力的方法受到關注，這是一九二三年由德國精神科醫師舒爾茲博士所開發，是為了修復自律神經失衡的心理療法。

人在被催眠的狀態下會經常感覺到手腳的重量與溫度，**舒爾茲博士所採取的方法是透過自我暗示使身體產生這些感覺，使人呈現被催眠的狀態，藉此重整自律神經平衡**。這種療法也被應用在自律神經所產生的不適及憂鬱症治療上，效果被廣泛認同。

自律訓練法對於因心理壓力導致的嚴重便秘特別有效。工作不順利、業績不佳，下班回到家總是已經深夜……處於心理壓力強大的狀態下，交感神經持續緊繃，身心都無法充分放鬆。平常就容易便秘的人處於這樣的狀態，更容易助長便秘，最好快進行自律訓練法。

好好「深呼吸」，就能轉換自律神經

自律訓練法透過深呼吸進入冥想，心跳次數會下降，漸漸會由交感神經轉換成副交感神經優先。隨著身心放鬆下來，腸道的運作機能也會自然升高。自律神經失調也很有可能引起拉肚子，自律訓練法也有助於改善。

在日常生活中經常遇到考試、演講等令人緊張不安的情況，學會自律訓練法將會有很大的幫助，請預先練習看看。剛開始做訓練還不習慣的時候，可以先反覆練習第一和第二步驟，一天二～三次，等習慣後再進行全部的程序。

首先仰躺在床上，或深深地坐在椅子上，採取放鬆的姿勢。維持這個姿勢一邊深呼吸，一邊靜下心來。訣竅是要慢慢地深呼吸。靜下來了以後閉上眼睛，在心中複述數次「我心情很沉靜」。等情緒充分沉靜下來以後，請進入第一步驟。

❶第一步驟：默唸冥想

將意識移到右手，在心中默唸「右手重重的」數次。由於手腳有重量，放鬆全身的力量後，自然能微妙感覺到右手的重量。接下來依序慢慢將意識移到其他部位，在心中默唸「左手重重的」、「右腳重重的」、「左腳重重的」。

❷第二步驟：感覺手腳溫度

進一步感覺雙手、雙腳的溫度。放鬆之後，手腳的溫度會上升，會感受到手腳暖暖的。與第一公式一樣，依序在心中複述「右手很溫暖」、「左手很溫暖」、「右腳很溫暖」、「左腳很溫暖」。

❸第三步驟：感受心跳

把意識轉移到心臟，在心中默唸「心臟安靜規律地跳動著」。在放鬆的狀態下，讓心臟穩定鼓動。只是感覺心臟的跳動，就能更深一層放鬆。

❹ 第四步驟：專注呼吸

把意識轉移到鼻子、喉嚨、肺，及腹部等，能感受到呼吸的部位。然後在心中冥想「輕鬆呼吸」。感覺在放鬆的狀態下深呼吸，進入更深一層的放鬆狀態。

❺ 第五步驟：溫暖腹部

把意識移到腹部，在心中複述數次「腹部很溫暖」。放鬆下來以後，腹部會溫暖起來，請靜靜感受暖意。

❻ 第六步驟：額頭降溫

把意識輕輕地移到額頭，在心中複述數次「額頭涼涼的很舒服」。在手腳及腹部溫暖起來的同時，額頭感覺到涼爽的涼風吹拂，就能深層放鬆。

❼ 解除動作

自律訓練法結束時進行解除動作，讓自己由自我催眠的狀態中醒來。雙手反覆大力緊拳、張開數次，手向上延伸、伸展身體二～三次，深呼吸後張開眼睛。

放鬆回想法▶「回到過去」，釋放身心壓力

●「美好記憶」有意想不到的療癒效果

有時候從以前看過的電影、喜愛的音樂，回想起當時快樂的時光，宛如歷歷在目，**懷念的心情會使人得到療癒**。這時候，有些人甚至會回到過去的情境，感受的刺眼的夕陽或聞到草木的清香。

其實這是大腦邊緣系統活化的結果。提到音樂療法時說過，大腦會分泌快樂荷爾

蒙「多巴胺」。分泌多巴胺表示心裡充滿幸福感、身心放鬆，處於副交感神經的活躍的狀態。**能夠改善失衡的自律神經、血壓下降，並促進腸胃運作，甚至能消除失眠。**在自律神經平衡的狀態下，腸道蠕動變強，排便狀態也會改善。

為此我提出「回想法」來幫助緩解便秘。如果心理壓力是造成便秘的主因，我會讓患者在放鬆的狀態下閉上眼睛，回想十四、十五歲的快樂時光。十四、十五歲是人生中最多愁善感的時期，學校生活、社團、朋友關係等，有許多值得回憶的片段。

但是，可能會有不少人完全忘了這段時光，所以也可以鼓勵他們回想小學或高中、大學的事，只要能夠想起令人愉快的時光或記憶都可以。

經常回想過去，有助於改善老人癡呆

我曾邀請五位成年男性協助調查，確認「回想法」的實驗效果。我一邊測量心跳數一邊請他們進行回想。**結果在實驗開始的幾分鐘之內，所有人的心跳數都下降了。**雖然只針對少數人進行測試，但還是能確認回想法的放鬆效果。

美國的精神科醫師羅伯特．巴德萊提出「回想」這種心理治療法，讓病患聊一聊過去令人懷念的事。與人談話會刺激腦部，使精神狀態安定。根據研究，長期持續甚至能改善癡呆症，所以這個方法也應用在老人痴呆症的復健上。因此，多與朋友們聊聊過去的事，是非常不錯的紓壓方法。

回想法實作

❶在安靜的房間裡閉上眼睛回想從前。

❷看一些以前的照片或學校的文章，可以幫助回想。

「紓壓進食法」，解除壓力型便秘

早餐▶提早吃，選擇香蕉或優酪乳

心理壓力沉重的人可以在飲食攝取上多下些功夫。首先，早上比平常早一點起床。如果早晨的時間充裕的話，心情也比較能放鬆。

腸道蠕動在早晨最活潑，配合體內韻律來進食也非常重要。如同第七章所言，**攝取水分的同時吃促進腸道蠕動的食物是第一要務，但因壓力食慾不振的話，可以選擇香蕉或優酪乳，在吃得下的範圍內盡量攝取食物。**

此外，也建議「麵包沾橄欖油」、「納豆拌橄欖油」這類簡單料理，或是食材豐富的味噌湯。味噌是發酵食品對腸道很好，加入滿滿的蔬菜，就會變成解除便秘的最佳料理。

午餐▶飯前深呼吸，搭配一顆蘋果

有很多人中午會在公司裡吃午餐，**但請不要一邊工作一邊吃，要好好空出一段休息時間用餐。**

上午努力於工作或家事後，會累積疲勞與壓力。不能好好放鬆的話，大腦的疲勞沒有被消除，也就無法集中精神進行下午的工作。大腦不休息讓交感神經持續緊張，將導致腸胃運動低落、食慾下降，血壓及心跳次數也會上升。**所以早上的工作結束後，為了讓大腦休息，可以先深呼吸幾次，等身體放鬆後再吃午餐。**

有數據顯示，中午是一天當中消化能力最強的時段。特別是對於不吃早餐的人來說，午餐可以補足營養素，因此午餐一定要好好吃飯。沒有食慾時，一顆飯糰或日式蕎麥麵就足夠，但請多加一顆蘋果。**一顆蘋果（三百克）就能攝取到四．五克的膳食纖維，維生素含量也很豐富，是預防便秘的優良水果。**

午餐過後，可以散個步或喝杯咖啡、茶，藉此轉換心情。事實上，地中海式飲食該區的人都有餐後散步的習慣。在西班牙這種習慣叫做「漫步」，與家人、朋友或同事一邊聊天一邊出門走走。這種輕微運動不僅能幫助消化午餐，還能強化腸道運作。

晚餐▶不要吃過量，睡前三小時完食

傍晚到晚上，交感神經作用逐漸變弱，副交感神經逐漸變強。交感神經是負責努力工作活動的神經，副交感神經則是掌管休息，進入放鬆模式的神經。

對壓力大的人而言，晚上是消除壓力最重要的時間。可以跟朋友吃飯聊天，或是在安靜的房間獨處，請讓自己在舒適的空間裡度過這段重要的時間。

晚上時段胃液分泌變多，但蠕動變弱，因此晚餐不要吃太多。但早上或中午沒有辦法好好吃飯的人，此時還是要攝取充足的營養。特別是白天專注於工作，水分容易攝取不足。所以晚餐最好加一道食材豐富的湯品，為腸道補給營養。

也可選擇地中海式飲食，多攝取蔬菜，避免維生素C及礦物質不足導致疲勞。在家中用餐，改變使用的餐具或餐桌裝飾，也會有出乎意料的放鬆效果。

睡眠充足，腸道才能順利運作

準備睡覺時可以播放喜歡的音樂、用香氛營造氣氛，或是小酌幾杯，用適量的酒精放鬆身心，地中海地區的人也很喜歡一邊聊天一邊喝酒。

再來就是要做到「睡眠充足」。睡眠能讓大腦休息，是解除壓力的最佳方式。**睡覺時腸道蠕動不會停止，並且定期放射出一種叫做運動素（Motilin）的荷爾蒙，將殘留在腸道的食物，自動往肛門方向運送。**

自律神經及荷爾蒙進行自我清潔，就能使腸道變乾淨。這項作業順利進行的話，隔天空腹感出現時，也就做好了排便的準備。需要注意的是，萬一腸胃沒有淨空，運動素就無法順利運作。這也是為什麼**晚餐最好在睡覺二～三小時前結束的原因。**

第10章

松生式腸道運動，超強便秘療法！

運動身體帶動腸道活化，
排便狀況立刻改善

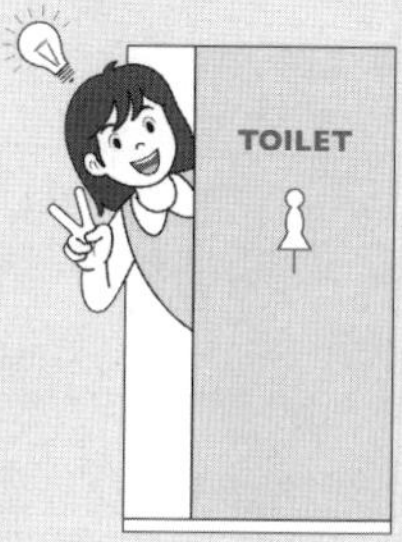

大家都說為了維持身體健康，必須要運動，事實上運動也對腸道很有幫助。到便秘專科門診就醫的患者，運動不足的人占壓倒性多數，因此我建議各位一定要找時間活動身體。

如同84頁介紹過的，退休的高齡人口容易因為運動不足及肌力衰弱引發便秘。他們只要努力運動，在短時間內排便狀況就能獲得改善。本章將介紹幾個對便秘有效的運動療法，只要小小活動身體就能得到大大的效果。

另外，由體外進行溫和刺激，如按摩及芳香療法也都有不錯的效果，了解排宿便的緊急對策，對經常腹脹的人非常有用。

手腳冰冷請利用「足湯、芳香療法」溫暖腸道

●腸道充滿血流，泡澡暖身就能紓解便秘

因為吹冷氣而身體變差，或是一到冬天就手腳冰冷的人，要注意身體寒冷也會使便秘惡化。腸道需透過血管將食物的營養及水分運送到全身，因此血流非常豐富。**腸道的運作也與血流息息相關，因此身體寒冷導致腸道血液循環不佳，就容易便秘。**

市面上有販售很多商品來對抗手腳冰冷症狀，但我最推薦的是「泡澡」，而且泡澡也可以改善自律神經平衡。

白天我們的身體由衣服包覆，脫下衣服後，裸體泡在溫熱的水中，全身的肌肉都會放鬆開來。這是因為泡澡時會產生水壓及浮力，肌肉及關節等被解放，痠痛及疼痛也會減輕。此外，身體泡在三十八～四十度的熱水中，副交感神經會變活潑，讓精神安定下來。

消水腫【活血足湯】

沒有辦法泡澡的時候，可用「足湯」代替。
不僅能為身體驅寒，還能消除水腫。
泡腳時可做腳底按摩或是揉揉小腿，讓溫熱效果加倍。

1 在浴缸中加入 38～40 度的熱水，水量要在雙腳放入時能夠蓋過腳踝上方

▼

2 坐在椅子上，雙腳由趾頭慢慢放入熱水中

▼

3 過 5 分鐘以後，再加入相同溫度的熱水泡到膝蓋下方，繼續泡 5 分鐘

促進腸蠕動的【芳香療法】

芳香療法是將植物芳香物質中，所含的藥效成分抽出製成精油，透過鼻子及皮膚進入體內，治療各種疾病的方法。

能促進腸道運作的精油有胡椒薄荷、肉桂、甜橙、薑、百里香、薰衣草、迷迭香、巴西利等。下面將介紹三個進行芳香療法的方法。

香氛壺	用香氛壺（可以讓香氣與蒸氣一起擴散到空氣中的香氛器具）讓精油香氣擴散開來。可以讓整個房間飄散香氣，放鬆效果也很好
精油泡澡	在熱水中滴入 2～3 滴精油再泡澡，讓全身的肌膚吸收有效成分
精油按摩	在基底油（稀釋精油作為混合之用的植物油，如荷荷芭油）中加入精油當作按摩油，以此精油按摩腹部

注意事項

精油是要讓身體吸收的，所以請選擇品質較好的產品。懷孕及所患疾病不同，也有禁止使用的精油。務必先諮詢芳療師之後再選購比較安全。

每天快走二十分鐘，輕鬆擺脫便秘

快走令人心情愉悅，找回消失的便意

中年以上的人突然要開始運動，或許會覺得有些麻煩。但是想對抗便秘，就必須活動身體。不知道該做什麼運動的人，可以先從走路開始。**用稍微感覺「吃力」的速度快走，手腳前後擺動，以正確的姿勢前進。**慢慢習慣了以後，會感覺身體變輕，甚至會忘記運動時間有多長。

有時候走路完，身體馬上會產生便意。請事先決定運動路徑，並確認公共廁所的位置，運動時也要記得攝取水分。

走路除了活動身體之外，還能使人感到愉悅。近年來成為話題的「血清素」是一種腦內神經傳導物質，研究認為它可以使人心情沉靜、感到滿足。也有研究報告說，走路可增加體內血清素，或許就是因為這樣，走路完總是會讓人感到心情愉快。

每天快走二十～三十分鐘，燃燒體脂肪

進行走路運動時，不需要奮力疾走，可以一邊欣賞周圍的景色，或偶爾停下來休息。這時候心情會轉換為放鬆模式，便意就突然出現了。

走路也是消耗體內氧氣的「有氧運動」，能夠有效燃燒體脂肪。除了能提升心肺機能，對於肥胖及生活習慣病也有很好的改善效果。**一天最好走路二十～三十分鐘，**因為有氧運動在運動開始的二十分鐘以後才會產生效果。

走路運動的時段不拘，不要勉強自己在酷暑或寒冬的清晨出門走路。**身體有疾病的人，請先跟醫生確認自己的體能狀況後再開始運動。**

中老年人、女性要鍛鍊「腹肌」，加強腸道清潔力

鍛鍊腹肌能增加排便力，這件事很少人知道。**排便時我們的下腹部會用力，腹肌用力對腹部施加壓力，就能促進排便。**

腹肌當中以腹部中央縱向的「腹直肌」最重要，它包覆腹部正面，是一塊長形平坦的肌肉，以腹直肌為首的腹肌，很容易因為運動不足及老化衰弱，所以這個部位特別需要運動鍛鍊。

特別是女性的肌肉比男性少，更需要注意維持腹部肌力。鍛鍊腹肌還能讓腰部線條緊實、身材窈窕。

【腹肌運動】增強排便力

1 仰躺在軟墊或不要太軟的床上，雙手放在頭部後方，腳部微微彎曲

2 心中默數 8 秒，慢慢抬起上半身到能看到肚臍後停住，腹部用力、維持姿勢 10 秒。然後再慢慢數 8 秒恢復原本躺平的動作。每天做這個動作數次

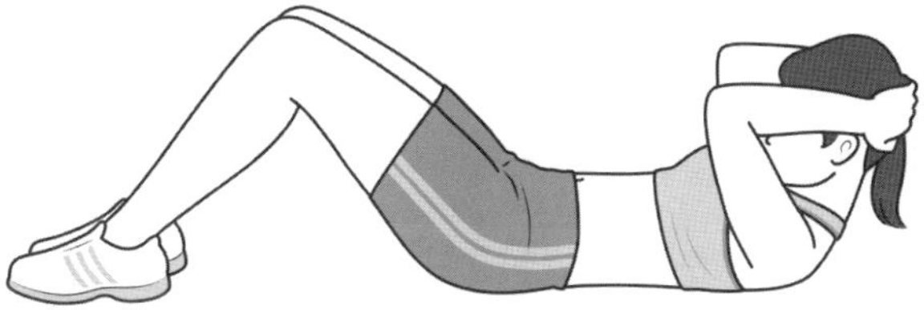

注意事項

★ 若一開始覺得很辛苦，不需要太過勉強，在能力範圍內抬起上半身即可。

★ 高齡者可以用棉被或枕頭墊在腰後維持姿勢。

★ 膝蓋疼痛或腰痛的人，請先諮詢主治醫師，再進行鍛鍊。

醫學證實：便秘會增加罹患大腸癌的機率

●腹肌能支援衰弱的腸道，讓排便更順暢

科學已經證實，活動身體能提升腸道的運作能力。放射科醫師曾經對正在走路的人進行腸道X光攝影，與靜止時的腸道相比，走路時腸道的活動明顯活潑許多。

而且養成運動習慣以後，腹部會慢慢鍛鍊出肌力。鍛鍊腹肌的肌肉，可以支援隨著年齡衰弱的腸道肌肉，不僅可以避免便秘，排便時也能好好「用力」。

人過了七十歲，腰部及雙腳的力量衰弱，有些人不只走路，連排便等日常生活的動作也慢慢出現障礙，**如果年輕的時候養成運動習慣，鍛鍊腰足的力量，就能防止行動越來越遲緩。**

「活動身體」就是最好的抗癌策略

國際公認活動身體有預防大腸癌（結腸癌）的功效，其中一個有力的說法是「與便秘之間的關聯」。

人體便秘的時候，糞便容易堆積在大腸中乙狀結腸的部位，糞便滯留腸道，會讓腸道接觸糞便中一種叫做「膽汁酸」的分泌液。膽汁酸是人體消化脂肪時由膽囊分泌的物質，混雜於糞便之中，而根據研究已得知**「膽汁酸會提高罹患大腸癌的風險」**。如果能解除便秘，使腸道蠕動變好，人體自然能免除罹癌的風險。

此外，活動身體能夠激發活性酵素，使身體遠離癌症風險，並且可提高「ＮＫ自然殺手細胞」的活性，而ＮＫ細胞正是能攻擊體內癌細胞的免疫系統之一。

醫院專用「腸道急救按摩」，消除便秘腹脹感

便秘肚子很難受的時候，按摩腹部讓氣體排出體外，身體也會變輕鬆，所以預先學習腸道按摩的方法非常實用。

腸道按摩法是我在進行大腸內視鏡檢查時想到的方法。做大腸內視鏡檢查時，為了要讓內視鏡的鏡頭容易前進，會向大腸灌入空氣。但這麼做會讓腸道膨脹，與氣體在腸道累積的症狀相同，使患者感到不適。

檢查結束後為了讓腸道氣體排空，醫生會請患者移動身體讓右半身朝下，如此一來氣體就容易排出體外。像這樣以身體側邊重量幫助腸道蠕動，讓腸道氣體容易完全排空的方法，就是接下來要介紹的腸道按摩法。

但要切記不可強壓腹部，或是想用力排出糞便。**只要輕輕撫摸腹部按摩即可。**

【腸道急救按摩】排出腸道便秘氣體

1 以左半身朝上，右半身朝下的方式側躺

▼

2 手像畫圓一樣，以順時針方向按摩下腹部

▼

3 在放鬆的狀態下，一邊深呼吸一邊用掌心摩擦按摩 10～15 分鐘

注意事項

★ 手輕輕撫摸腹部按摩，不可以用力壓肚子，也不要做出排便施力的動作。

高齡便秘適合用「薄荷熱敷法」溫熱腸神經

接下來介紹的方法是在醫院進行的便秘照護法，將毛巾泡在加了薄荷油的熱水裡，再熱敷在腹部的「薄荷熱敷法」。「腸道運作變差」為開腹手術的後遺症之一，可能造成身體一時之間排不出糞便。所以為了改善開刀患者的腸蠕動，會進行熱敷。

「薄荷」香草的藥理成分，能夠穿透肌膚滲入體內。有助於排出體內氣體、促進腸胃運作。薄荷熱敷法不管是對哪一類便秘都有效。將薄荷熱敷巾放在腸道及骨盆神經集中的腰部及背部，腸道神經受到溫熱的刺激，會產生相乘效果。

此外，透過實驗得知**泡過薄荷的熱敷巾，比只泡熱水的熱敷巾保溫效果更持久，**只要有薄荷精油與毛巾就能製成長效熱敷巾。對於食慾不振或沒有辦法好好運動的高齡便秘者來說，熱敷是一個很好的方法。

【薄荷熱敷法】順暢解便

準備工具

- ✱ 沸騰過的熱水……2 公升
- ✱ 薄荷油……1 滴（胡椒薄荷精油也可，2～3 滴）
- ✱ 洗臉毛巾（清潔臉部專用較小條的毛巾）……1 條
- ✱ 耐熱塑膠袋……1 個
- ✱ 稍大的毛巾或浴巾……1 條

1 在熱水中加入薄荷油，攪拌均勻。將摺三摺的洗臉毛巾泡進熱水中

▼

2 將作法 ❶ 的毛巾稍稍擰乾至不滴水的狀態，放入耐熱塑膠袋中

▼

3 用乾毛巾將 ❷ 的塑膠袋包起來，敷在腰部

▼

4 用浴巾或毛巾從背部將腹部、腰部仔細包裹起來保溫

結語

效果驚人！其他書都找不到的「便秘療法決定版」

以真實病例為基礎，施行二十多年的專業療法

讀過這本書以後，大家覺得如何呢？

本書集結我二十多年來的臨床經驗，很多是從患者身上學到的實證方法。過去與便秘相關的書，幾乎都是教科書或其他書籍的翻版。我在書中介紹的特級初榨橄欖油、水溶性膳食纖維（聚葡萄糖）資料、植物性乳酸菌等，皆是我邀請患者親身測試，並經過科學檢驗設計的便秘療法。

我在替患者看診時，發現腸胃不適時，吃玄米這類不溶性膳食纖維較多的食物，若不好好咀嚼反而不容易消化。諸如此類的事都是真實案例，因此本書很多內容在其他書中都找不到。

●積極自我治療，便秘一定能改善

我所分享的知識，毫無疑問都是經過證實的方法，但未來或許還會有新的發現。因為便秘療法仍在持續發展，腸道的學問十分深奧。目前腸道不適或便秘的人，不妨先參照本書的內容，在力所能及的範圍做一些努力。如果還是沒有改善，請到醫院便秘專科門診接受治療。

最後，我想向協助本書出版的狩生聖子，以及負責本書編輯的海竜社編輯部宮園功夫，致上最深的謝意。

松生恒夫

HealthTree 健康樹系列042

快腸！絕好腸！驚人快便力

人體超過六成免疫細胞都在腸道裡，排出老廢毒物的「便秘治療決定版」!!

快腸！絶好腸！快便力

原　　著　　松生恒夫
譯　　者　　方冠婷
主　　編　　陳鳳如
執行編輯　　洪曉萍
封面設計　　張天薪
內文排版　　菩薩蠻數位文化有限公司

出版發行　　采實出版集團
業務部長　　張純鐘
企劃業務　　王珉嵐、張世明、楊筱薔
會計行政　　賴思蘋、孫瑩珊
法律顧問　　第一國際法律事務所 余淑杏律師
電子信箱　　acme@acmebook.com.tw
采實官網　　http://www.acmestore.com.tw/
采實文化粉絲團　　http://www.facebook.com/acmebook

I S B N　　978-986-5683-35-1
定　　價　　280元
初版一刷　　2015年1月29日
劃撥帳號　　50148859
劃撥戶名　　采實文化事業有限公司
100台北市中正區南昌路二段81號8樓
電話：（02）2397-7908
傳真：（02）2397-7997

國家圖書館出版品預行編目資料

快腸！絕好腸！驚人快便力：人體超過六成免疫細胞都在腸道裡，排出老廢毒物的「便秘治療決定版」!!／松生恒夫作；方冠婷譯. - - 初版. - - 臺北市：采實文化，民104.1 面；　公分. --（健康樹系列；42）
譯自：快腸！絶好腸！快便力
ISBN　978-986-5683-35-1（平裝）

1.便秘 2.健康法

415.506　　103025328

廣	告	回	信
台北郵局登記證			
台北廣字第03720號			
免	貼	郵	票

采實文化 ACME PUBLISHING 采實文化事業有限公司

100台北市中正區南昌路二段81號8樓

采實文化讀者服務部　收

讀者服務專線：(02) 2397-7908

快腸！絕好腸！驚人快便力

松生恒夫 著

方冠婷 譯

快腸！絕好腸！快便力

HealthTree 健康樹 **系列**專用回函

系列：健康樹系列042
書名：快腸！絕好腸！驚人快便力

讀者資料（本資料只供出版社內部建檔及寄送必要書訊使用）：

1. 姓名：
2. 性別：□男　□女
3. 出生年月日：民國　　　年　　　月　　　日（年齡：　　　歲）
4. 教育程度：□大學以上　□大學　□專科　□高中（職）　□國中　□國小以下（含國小）
5. 聯絡地址：
6. 聯絡電話：
7. 電子郵件信箱：
8. 是否願意收到出版物相關資料：□願意　□不願意

購書資訊：

1. 您在哪裡購買本書？□金石堂（含金石堂網路書店）　□誠品　□何嘉仁　□博客來
   □墊腳石　□其他：____________（請寫書店名稱）
2. 購買本書的日期是？______年______月______日
3. 您從哪裡得到這本書的相關訊息？□報紙廣告　□雜誌　□電視　□廣播　□親朋好友告知
   □逛書店看到　□別人送的　□網路上看到
4. 什麼原因讓你購買本書？□對主題感興趣　□被書名吸引才買的　□封面吸引人
   □內容好，想買回去試看看　□其他：____________（請寫原因）
5. 看過書以後，您覺得本書的內容：□很好　□普通　□差強人意　□應再加強　□不夠充實
6. 對這本書的整體包裝設計，您覺得：□都很好　□封面吸引人，但內頁編排有待加強
   □封面不夠吸引人，內頁編排很棒　□封面和內頁編排都有待加強　□封面和內頁編排都很差

寫下您對本書及出版社的建議：

1. 您最喜歡本書的哪一個特點？□實用簡單　□包裝設計　□內容充實
2. 您最喜歡本書中的哪一個章節？原因是？

____

____

3. 您最想知道哪些關於健康、生活方面的資訊？

____

____

4. 未來您希望我們出版哪一類型的書籍？

____

____

這本練習本收錄了《終身受用的七張圖表思考法》中，句子圖表、定義圖表、YES ／ NO 圖表、要素圖表、VS 圖表、流程圖表、組合圖表等「七圖」的基本形和變化形，提供各位讀者參考使用。

此外，《終身受用的七張圖表思考法》及練習本中介紹的作法只是基本方法。製圖時，您可以按照自己的方式製作。

目 錄

此外，若有人希望立刻用電腦製作七圖，或想要參考更多形式的範本，請掃描此 QR Code 下載應用。

句子圖表（基本形）

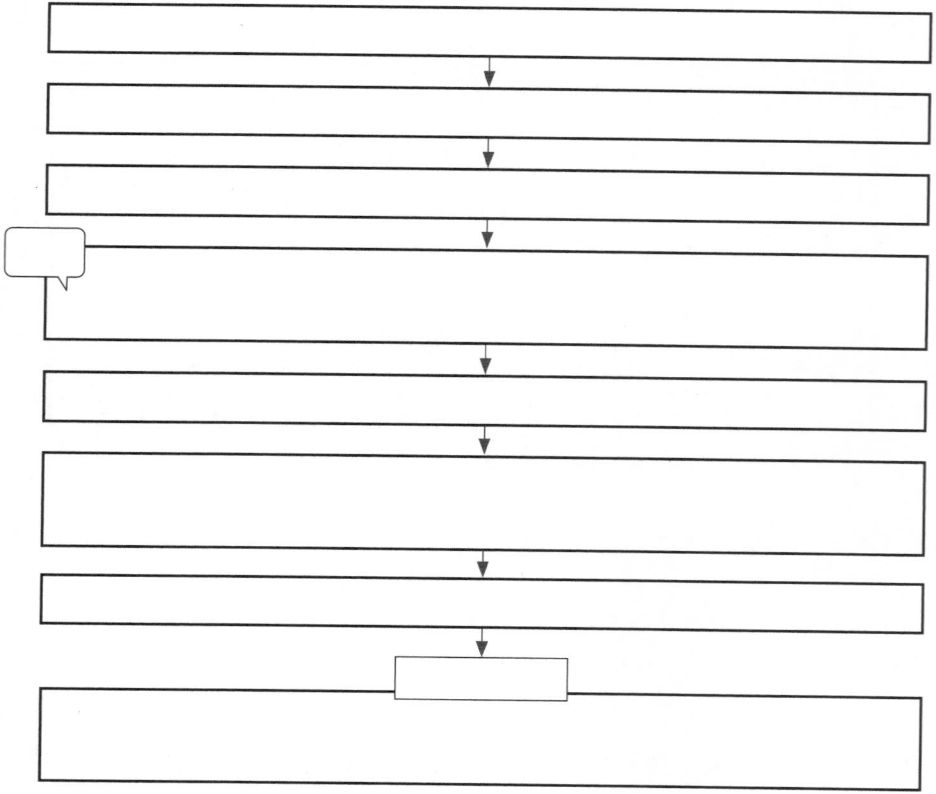

定義圖表（基本形）

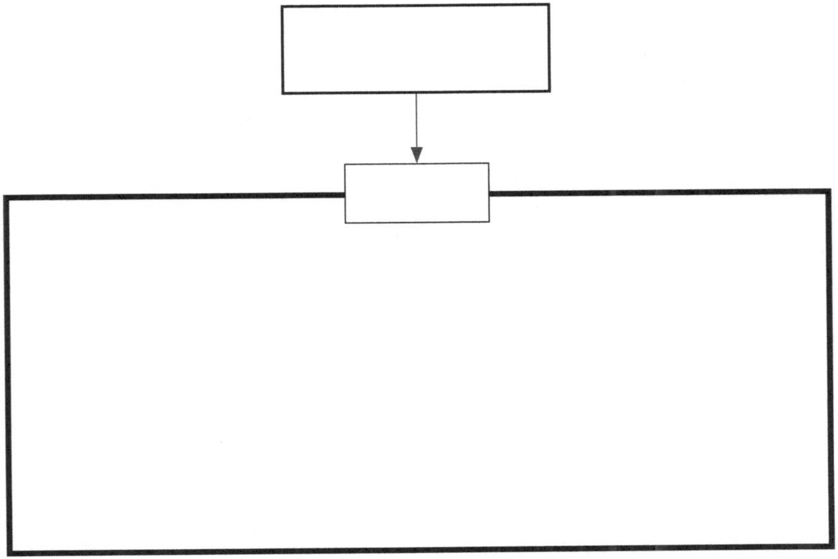

YES ／ NO 圖表（基本形）

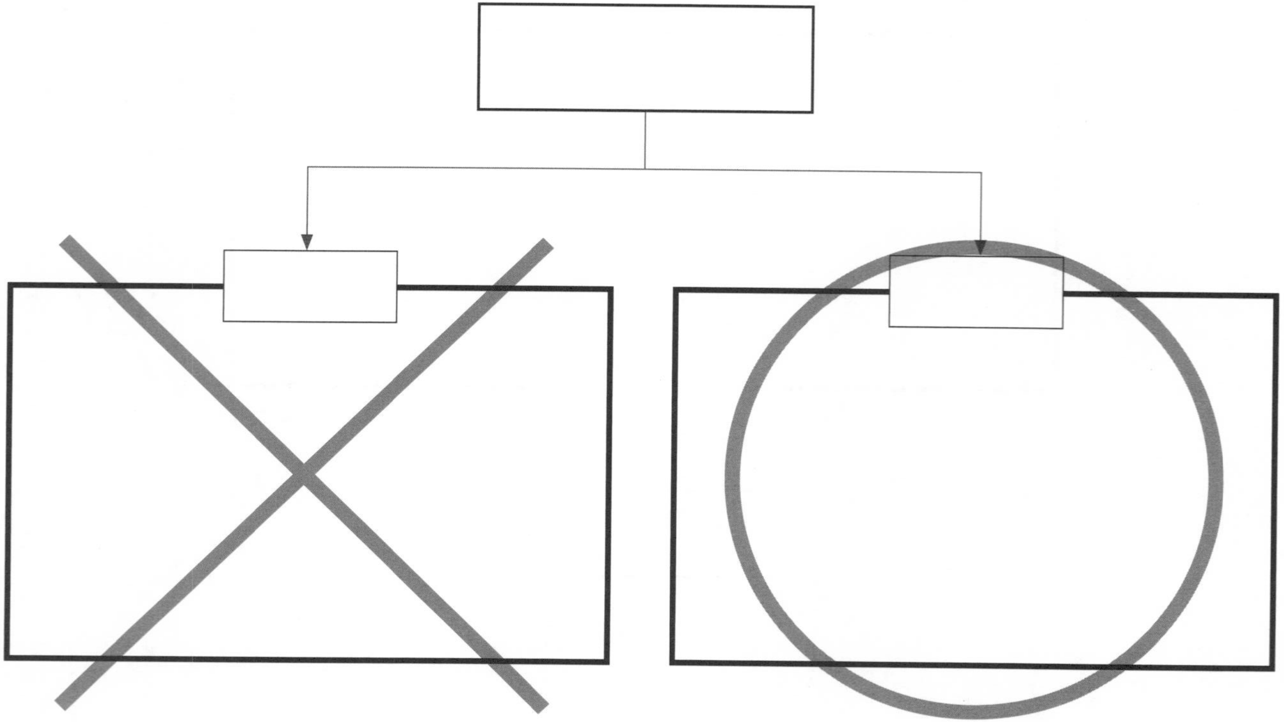

YES ／ NO 圖表（變化形）

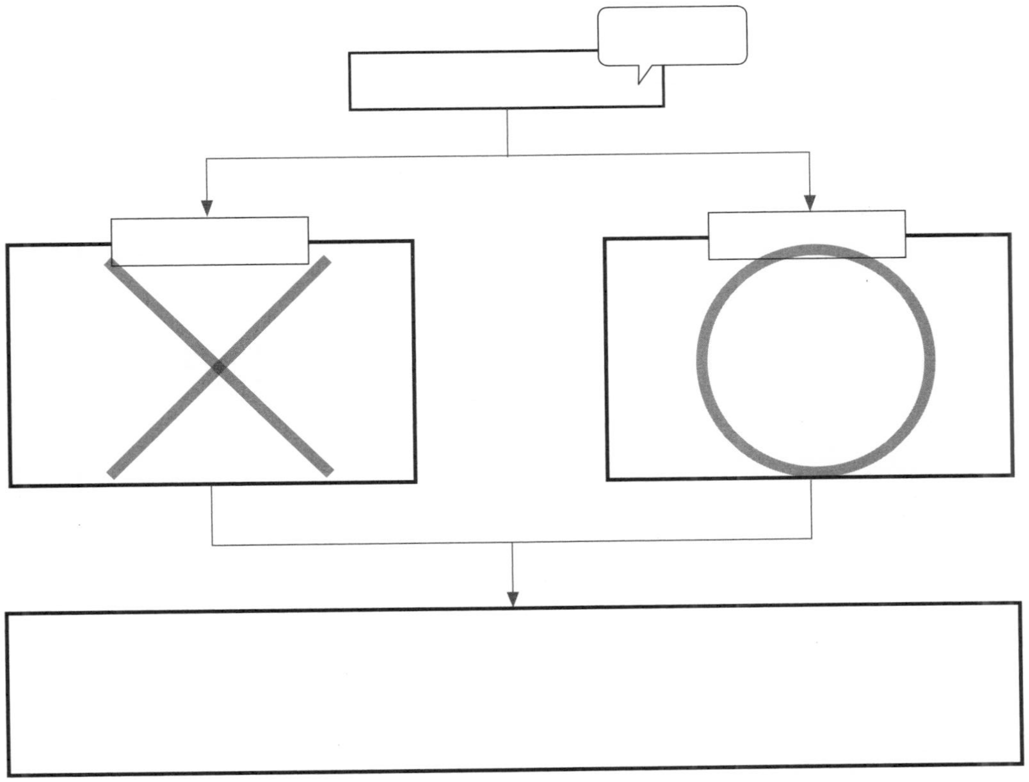

要素圖表（基本形）

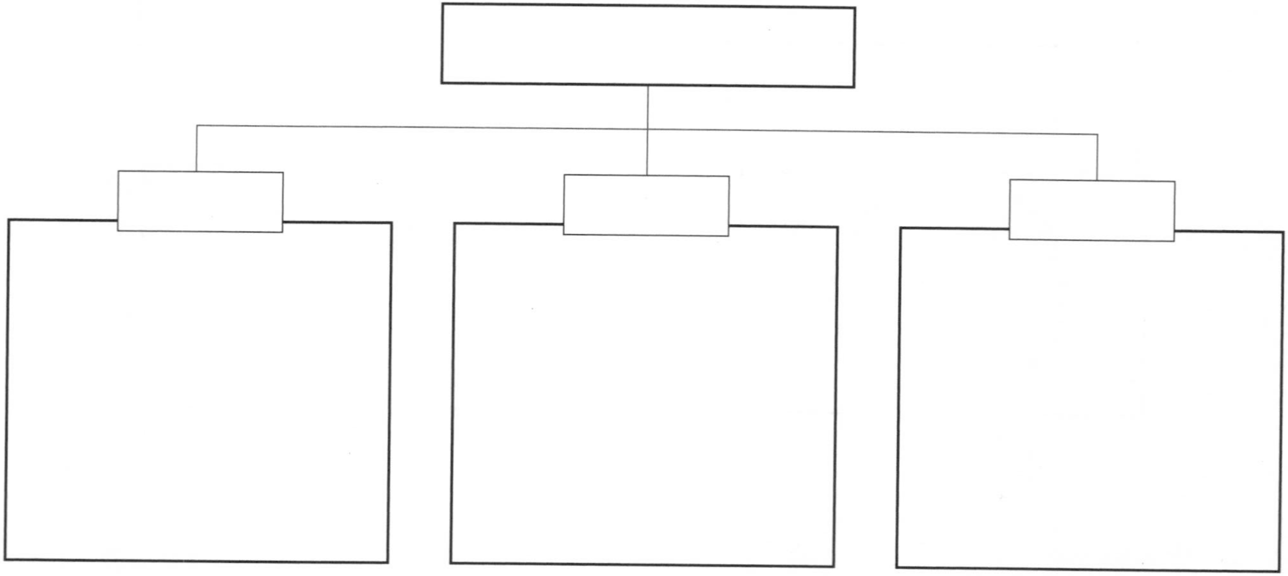

要素圖表（變化形）

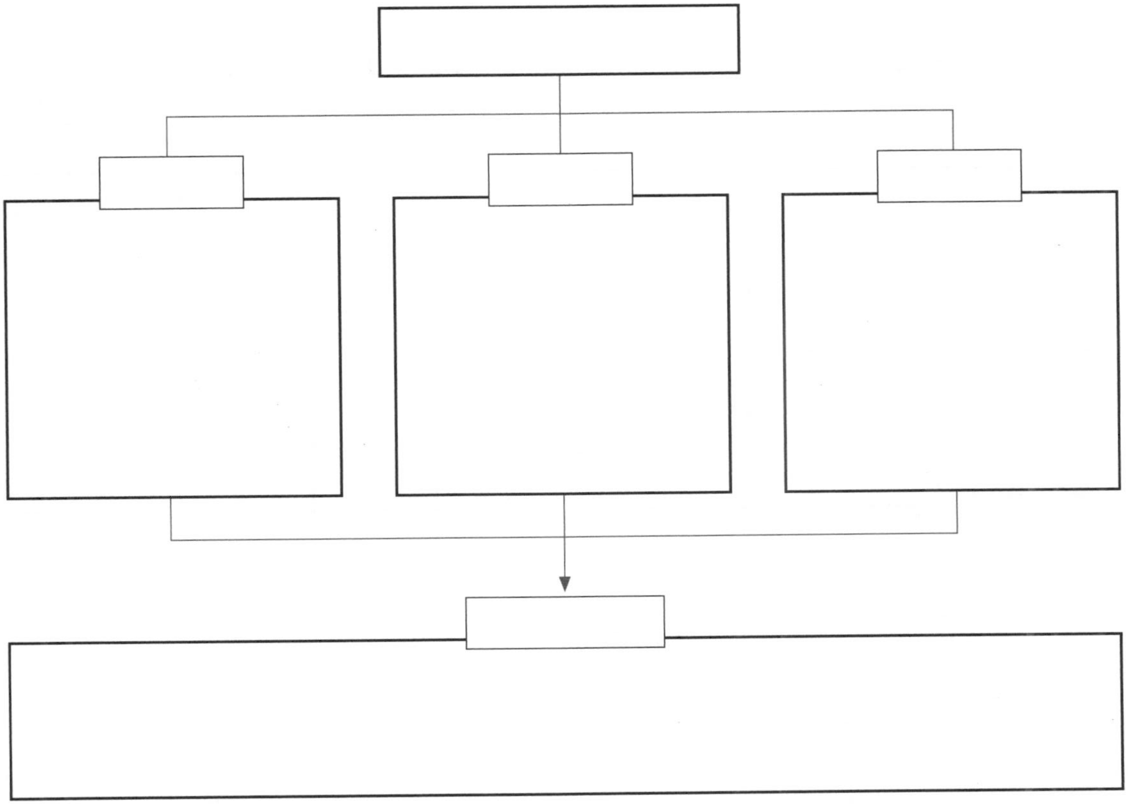

要素圖表（變化形）

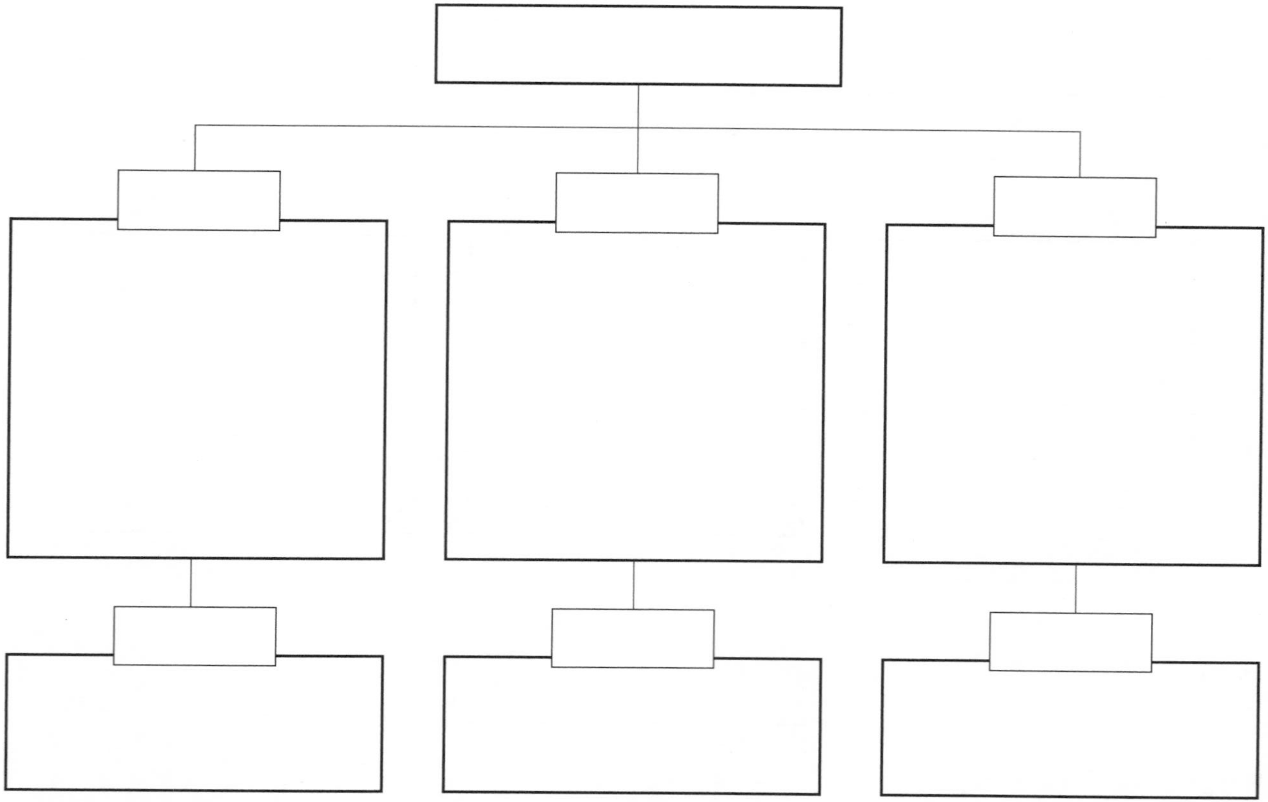

VS 圖表（基本形）

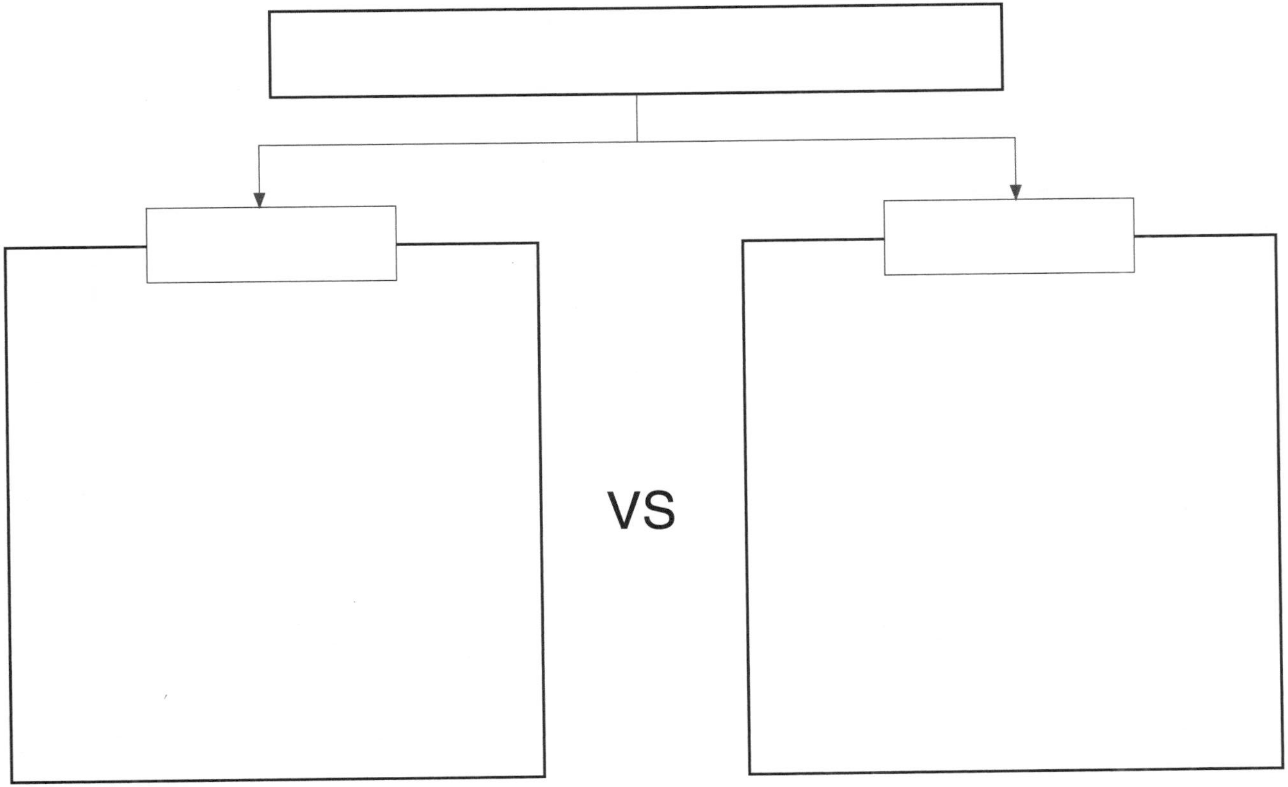

VS 圖表（變化形）

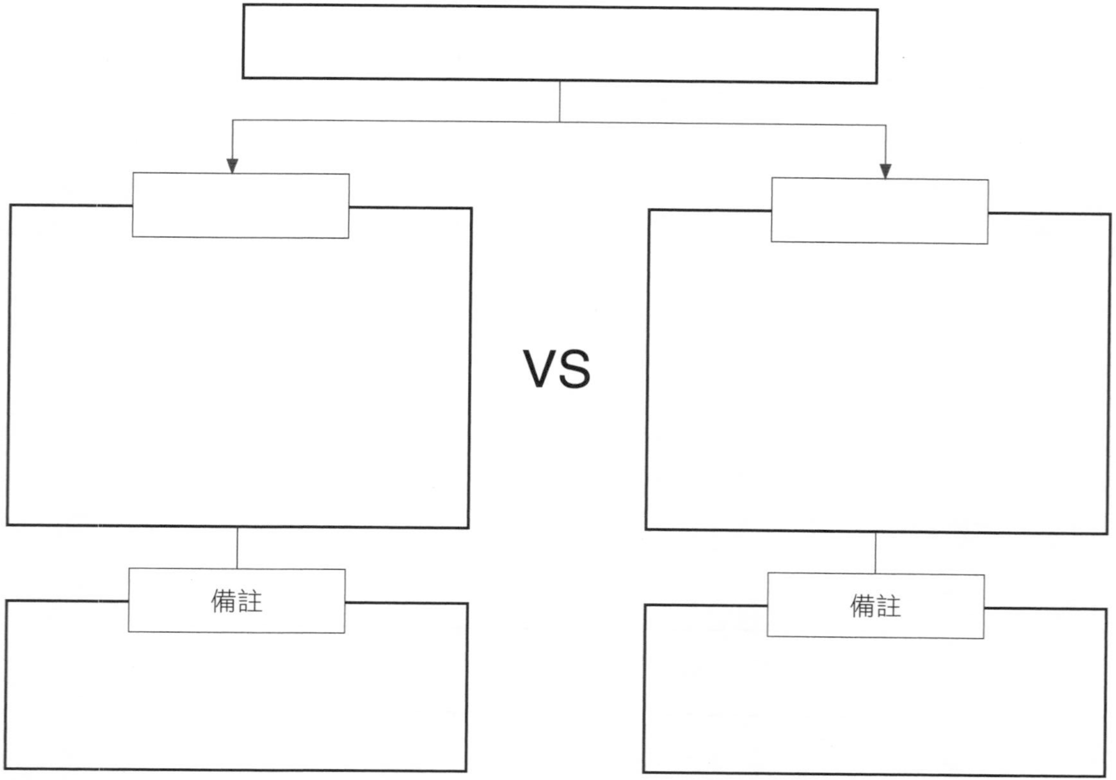

VS 圖表（變化形）

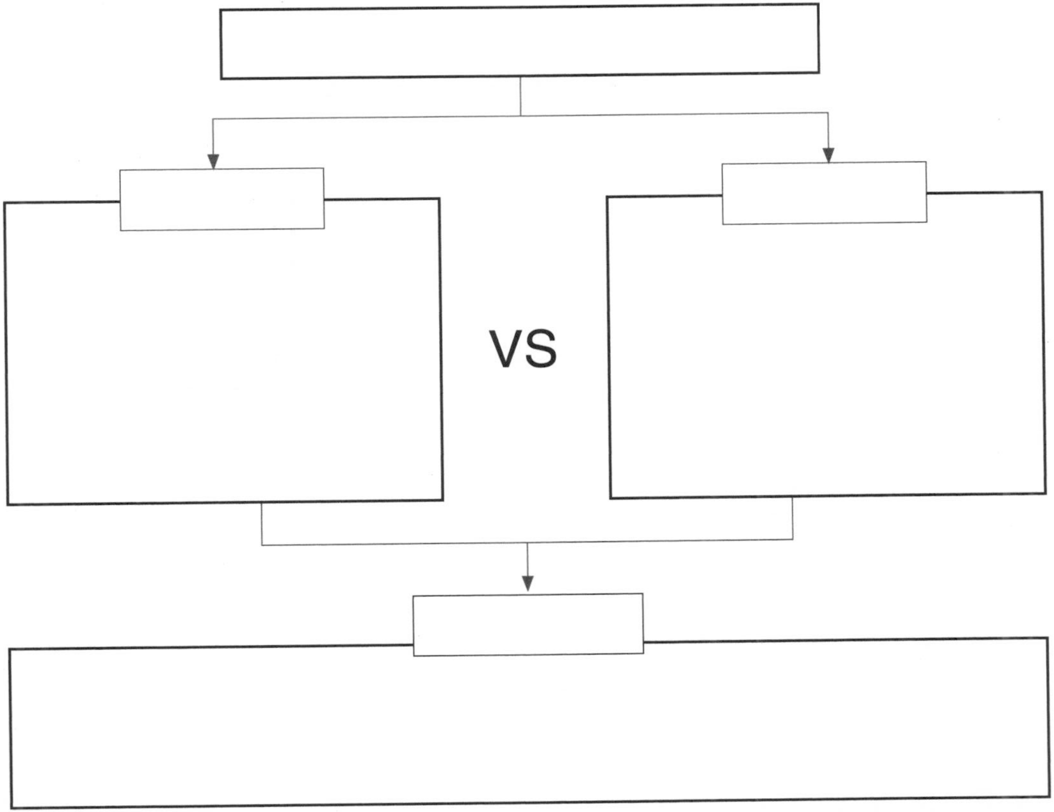

流程圖表（基本形）

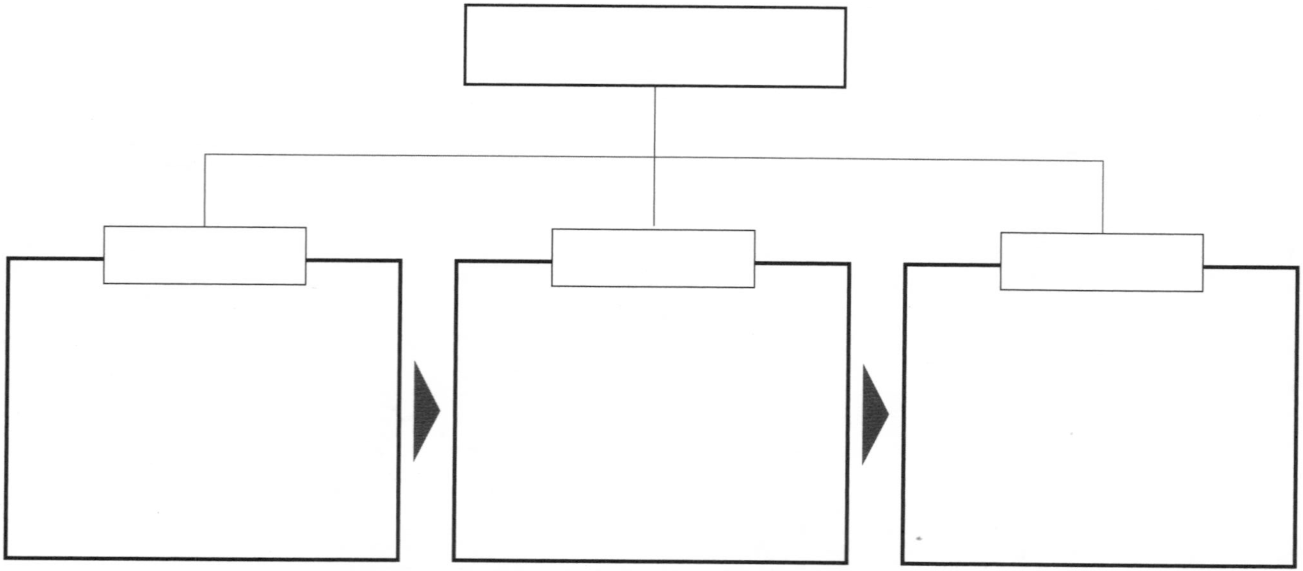

流程圖表（變化形）

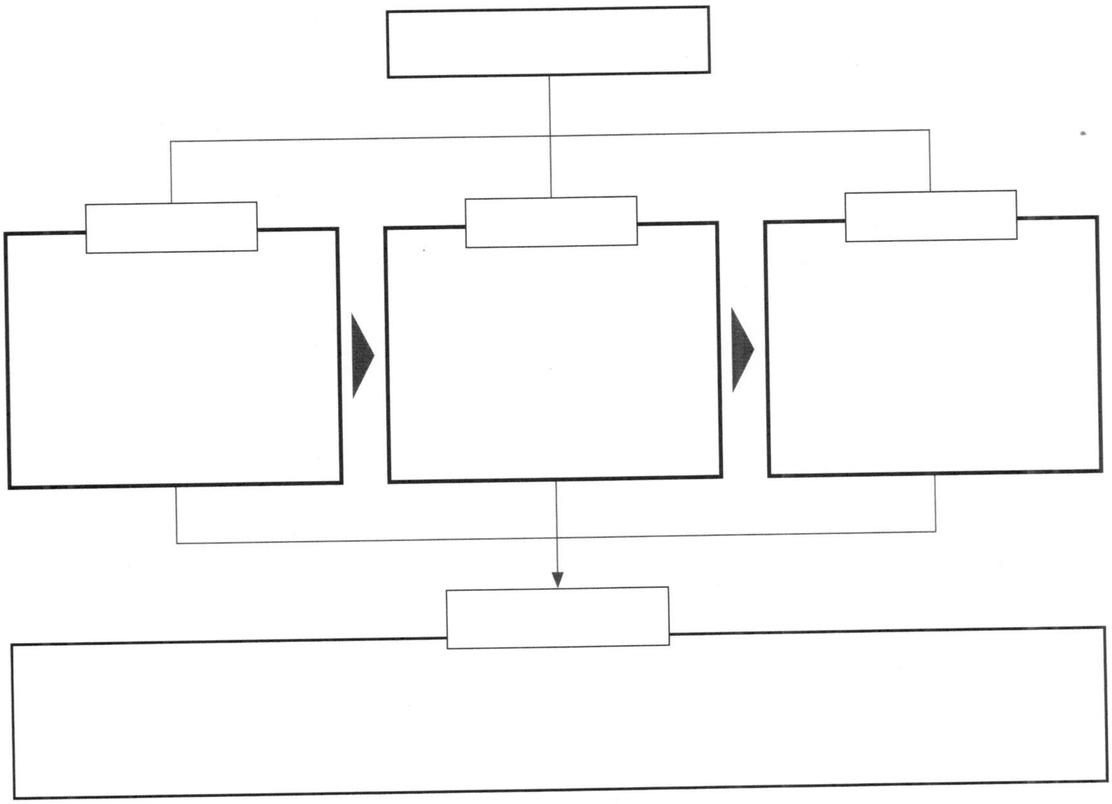

流程圖表（變化形）

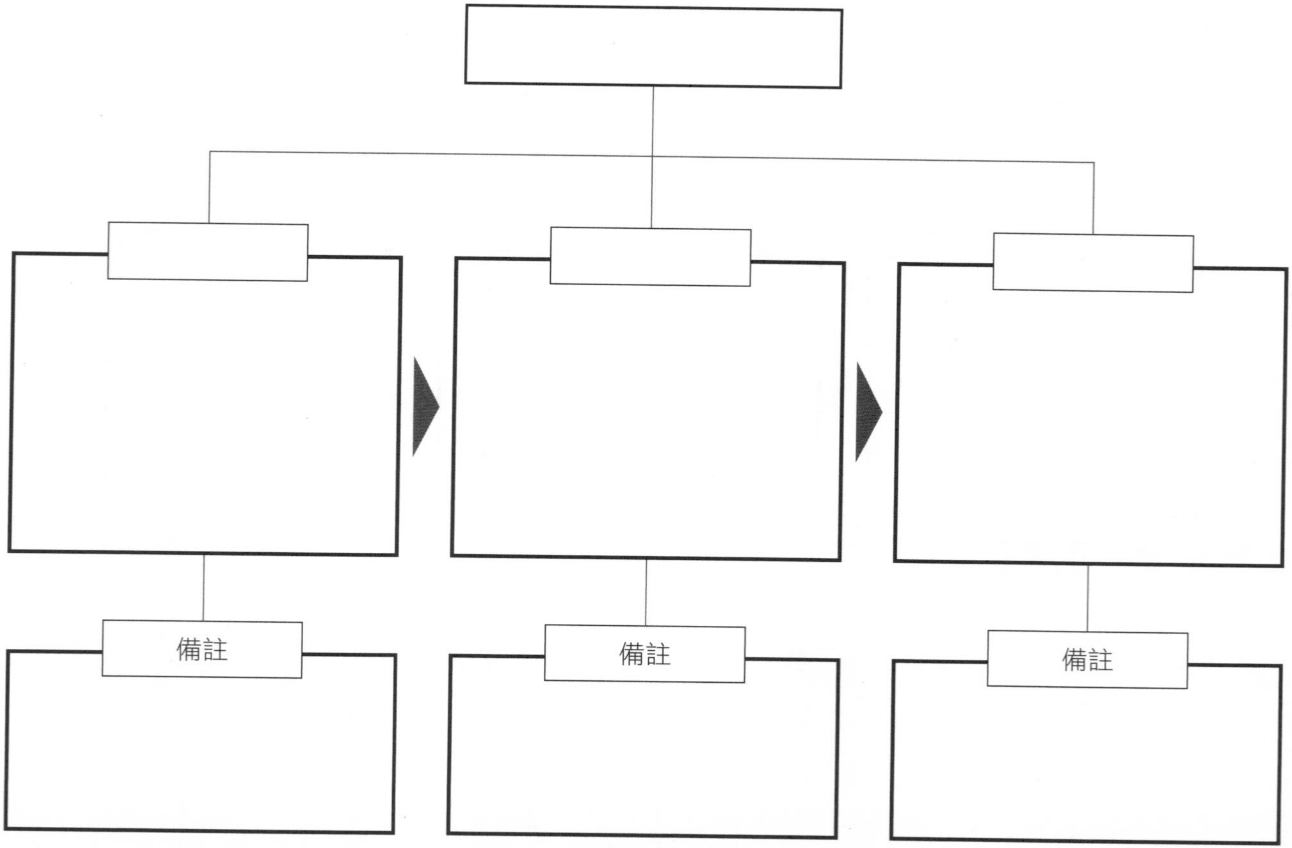

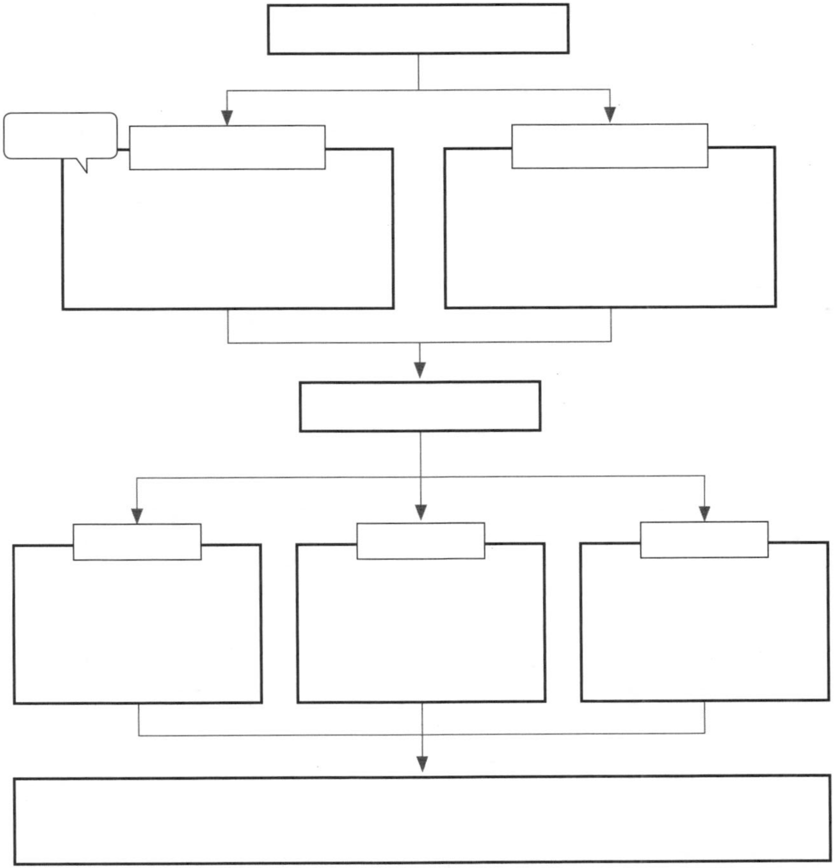

組合圖表

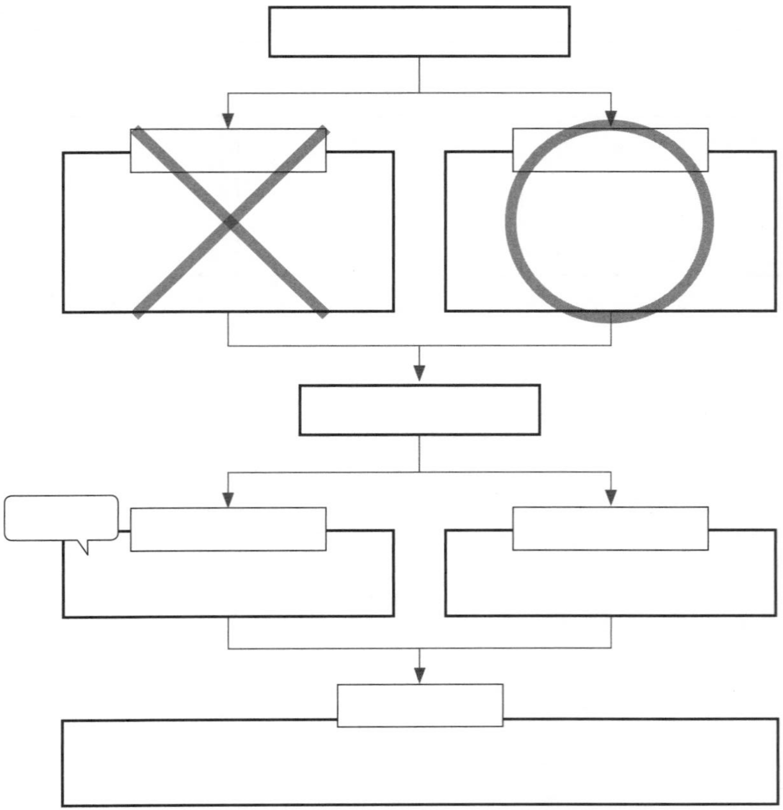

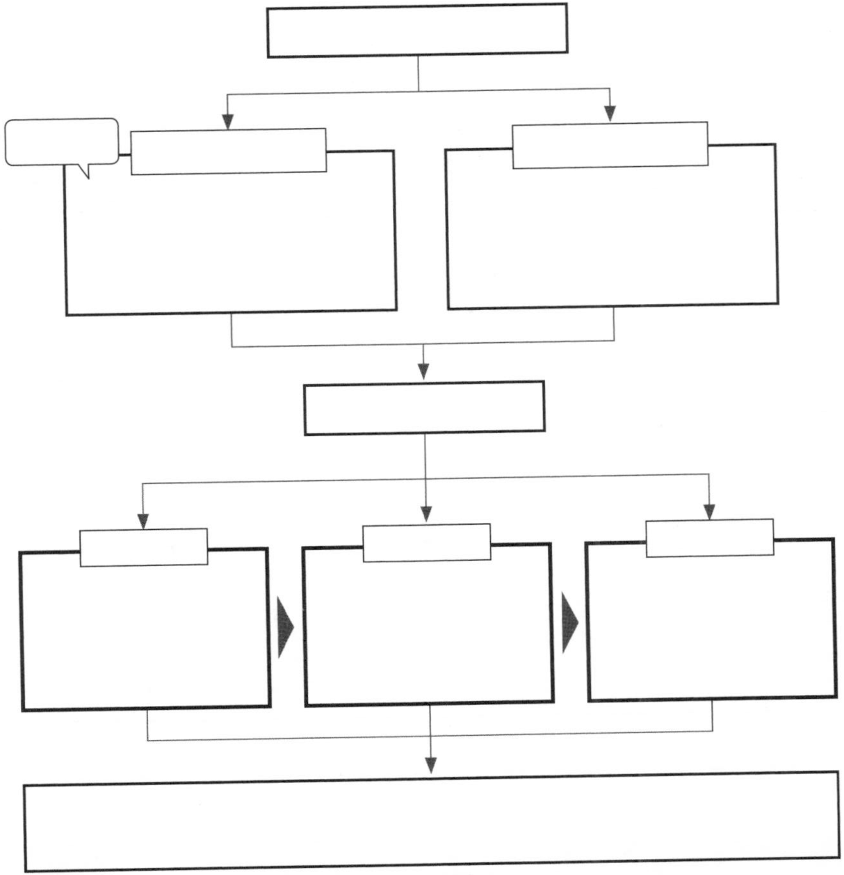

組合圖表

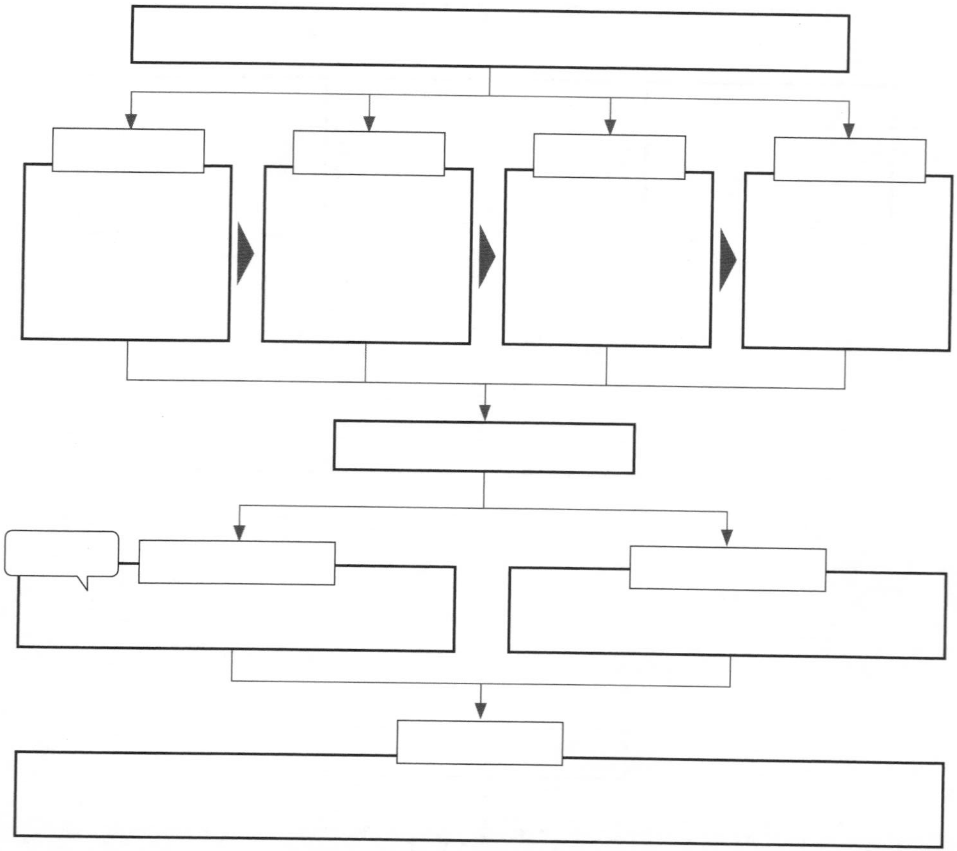

組合圖表

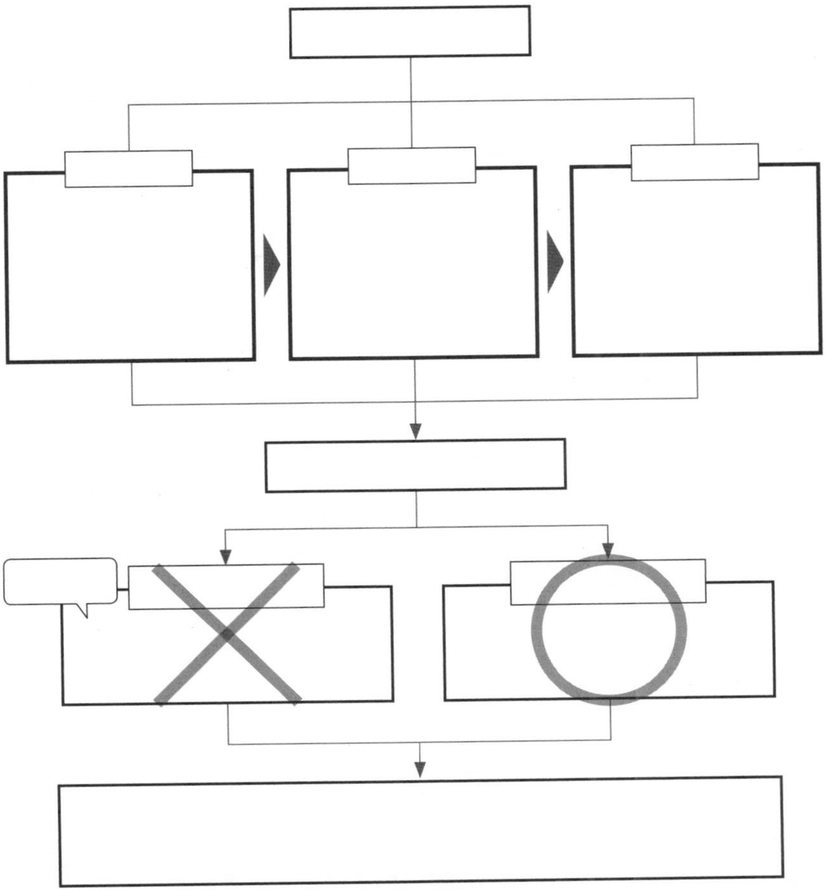

組合圖表

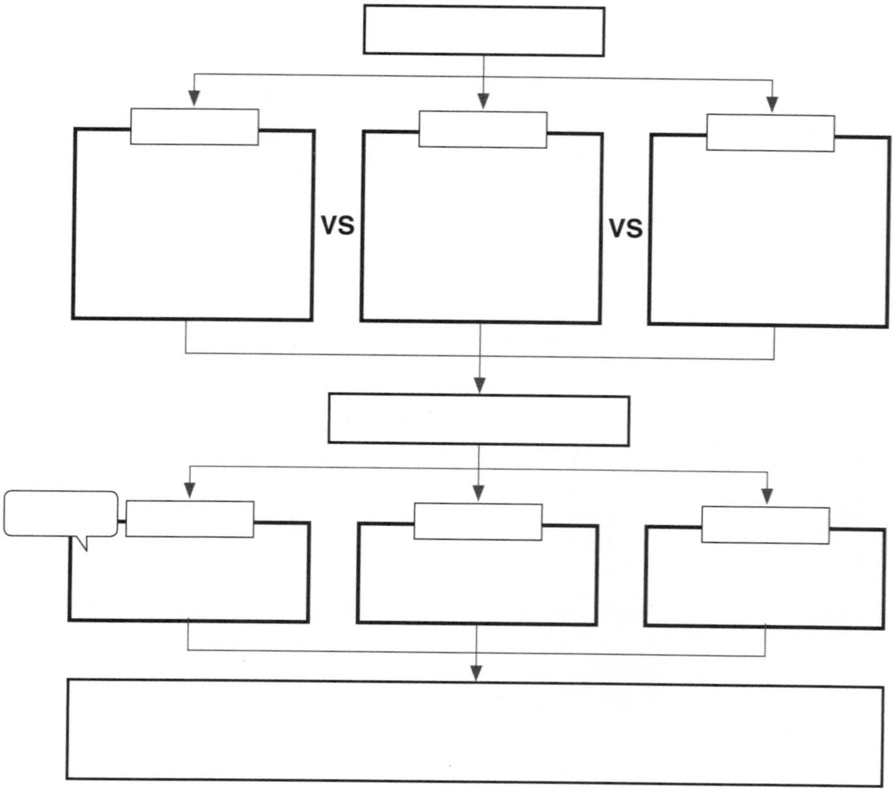

你會怎麼整理呢？

你會怎麼整理呢？